中国医学临床百家

张卯年 /著

糖尿病黄斑水肿
张卯年 2018 观点

U0193965

科学技术文献出版社
SCIENTIFIC AND TECHNICAL DOCUMENTATION PRESS

·北京·

图书在版编目（CIP）数据

糖尿病黄斑水肿张卯年2018观点 / 张卯年著. —北京：科学技术文献出版社，2018.1

ISBN 978-7-5189-3610-6

Ⅰ.①糖… Ⅱ.①张… Ⅲ.①糖尿病—并发症—治疗 Ⅳ.① R587.205

中国版本图书馆 CIP 数据核字（2017）第 281133 号

糖尿病黄斑水肿张卯年2018观点

策划编辑：蔡　霞　　责任编辑：蔡　霞　　责任校对：张吲哚　　责任出版：张志平

出　版　者	科学技术文献出版社
地　　　址	北京市复兴路15号　　邮编　100038
编　务　部	(010) 58882938，58882087（传真）
发　行　部	(010) 58882868，58882874（传真）
邮　购　部	(010) 58882873
官 方 网 址	www.stdp.com.cn
发　行　者	科学技术文献出版社发行　全国各地新华书店经销
印　刷　者	虎彩印艺股份有限公司
版　　　次	2018 年 1 月第 1 版　2018 年 1 月第 1 次印刷
开　　　本	710×1000　1/16
字　　　数	80千
印　　　张	9　彩插26面
书　　　号	ISBN 978-7-5189-3610-6
定　　　价	98.00元

序
Foreword

韩启德

　　欧洲文艺复兴后，以维萨利发表《人体构造》为标志，现代医学不断发展，特别是从 19 世纪末开始，随着科学技术成果大量应用于医学，现代医学发展日新月异，发生了根本性的变化。

　　在过去的一个世纪里，我国现代化进程加快，现代医学也急起直追。但由于启程晚，经济社会发展落后，在相当长的时期里，我国的现代医学远远落后于发达国家。记得 20 世纪 50 年代，我虽然生活在上海这个最发达的城市里，但是母亲做子宫切除术还要到全市最高级的医院才能完成；我患猩红热继发严重风湿性心包炎，只在最严重昏迷时用过一点青霉素。20世纪60—70年代，我从上海第一医学院毕业后到陕西农村基层工作，在很多时候还只能靠"一根针，一把草"治病。但是改革开放仅仅30多年，我国现代医学的发展水平已经接近发达国家。可以说，世界上所有先进的诊疗方法，中国的医生都能做，有的还做得更好。更为可喜的是，近年来我国医学界开始取得越来越多的原创性成果，在某些点上已经处于世界领先地位。中国医生已经不再盲从发达国家的疾病诊疗指南，而能根据我们自己的经验和发现，根据我国自己的实际情况制定临床标准和规范。我们越来越有自己的东西了。

要把我们"自己的东西"扩展开来，要获得越来越多"自己的东西"，就必须加强学术交流。我们一直非常重视与国外的学术交流，第一时间掌握国外学术动向，越来越多地参与国际学术会议，有了"自己的东西"也总是要在国外著名刊物去发表。但与此同时，我们更需要重视国内的学术交流，第一时间把自己的创新成果和可贵的经验传播给国内同行，不仅为加强学术互动，促进学术发展，更为学术成果的推广和应用，推动我国医学事业发展。

我国医学发展很不平衡，经济发达地区与落后地区之间差别巨大，先进医疗技术往往只有在大城市、大医院才能开展。在这种情况下，更需要采取有效方式，把现代医学的最新进展以及我国自己的研究成果和先进经验广泛传播开去。

基于以上考虑，科学技术文献出版社精心策划出版《中国医学临床百家》丛书。每本书涵盖一种或一类疾病，由该疾病领域领军专家撰写，重点介绍学术发展历史和最新研究进展，并提供具体临床实践指导。临床疾病上千种，丛书拟以每年百种以上规模持续出版，高时效性地整体展示我国临床研究和实践的最高水平，不能不说是一个重大和艰难的任务。

我浏览了丛书中已经完稿的几本书，感觉都写得很好，既全面阐述有关疾病的基本知识及其来龙去脉，又介绍疾病的最新进展，包括笔者本人及其团队的创新性观点和临床经验，学风严谨，内容深入浅出。相信每一本都保持这样质量的书定会受到医学界的欢迎，成为我国又一项成功的优秀出版工程。

《中国医学临床百家》丛书出版工程的启动，是我国现代医学百年进步的标志，也必将对我国临床医学发展起到积极的推动作用。衷心希望《中国医学临床百家》丛书的出版取得圆满成功！

是为序。

作者简介

Author introduction

张卯年，中国人民解放军总医院眼科、解放军全军眼科中心教授、主任医师，博士研究生导师；解放军全军眼科中心主任，国内著名眼底病专家。

学术任职：历任中国人民解放军总医院眼科主任，解放军医学会眼科专业委员会主任委员；解放军全军眼科中心主任，中华医学会眼科学分会常委。现兼任国家医学教育发展中心眼科学术委员会副主任委员；全军眼科专业委员会名誉主任委员，中华医学会眼科学分会顾问，中华中医药学会眼科分会常务委员；中华医学会眼微循环学会常务委员，中国眼科医师协会常务委员；中央保健委员会、中央军委保健委员会会诊专家。国家自然科学基金委员会评审专家，国家药监局药物及医疗器械评审专家，全军职称考试及命题委员会专家。全军药品审评专家，中华医学会、解放军医学会医疗事故鉴定委员会专家等职。

多年来被国内多家医学院校及眼科医院聘为名誉教授、高级技术顾问，先后68次承担全国视网膜脱离及玻璃体手术、全国眼底病及国家级、省部级继续教育学习班的讲学工作，1989—1990年在香港中文大学威尔斯亲王医院做访问学者，2000年被香港中文大学医学院聘为客座教授。

现为《中华眼底病杂志》副总编，《中华眼科杂志》《中华实验研究杂志》《中华眼外伤职业眼病杂志》《中华眼视光及视觉科学杂志》《解放军医学杂志》《Ophthalmology》中文版、《中华医学杂志》英文版等16种专业杂志编委及常务编委。

学术成就：承担国家支撑计划分课题，国家科技攻关计划课题，军队"十五""十一五"重点课题，北京市研发攻关课题，中保办指令课题等科研项目11项。以第一作者和通讯作者在国内外各类眼科杂志上发表论著、综述、焦点论坛、专家述评等198篇，SCI论文38篇。主编专著10部，译著1部。其中《玻璃体显微手术学》是中国第一部完整的玻璃体手术学专著；《眼创伤学》是一部具有军队特色、平战结合的创伤学专著；《眼创伤诊疗指南》《军人眼外伤防治手册》对野战和现代战争条件下眼创伤的救治原则提出了规范化的指导性意见；《图解眼底病》以看图识病的形式使内容得以呈现，简单明了、通俗易懂。参加编著《手术学全集：眼科卷》《当代眼科手术学》《玻璃体视网膜手术学》《临床眼科学》《黄斑疾病手术学》等专著13部，《手术学全集：眼科卷》获全军科技进步一等奖，获全军科技进步二等奖5项，三等奖2项，全军医疗成果二等奖3项，中国人民解放军总医院医疗成果三等奖2项，获中华眼科学会优秀论文奖2项，其他优秀论文及著作奖6项，国家卫生部科教司影像教材一等奖1项。已培养硕士研究生19人，博士研究生21人。

个人荣誉：1993年享受国务院"政府特殊津贴"，"十一五"科技工作先进个人，荣立三等功2次，获中国人民解放军总后勤部军队优秀专业技术人才岗位津贴，获解放军医学院"育才奖"、中国人民解放军总医院"特殊贡献奖"，多次评为模范党支部书记、优秀基层干部等。

前 言
Preface

　　糖尿病是影响世界各国人民健康的一个重大卫生问题，2011年，世界卫生组织和国际糖尿病联合会统计数据显示，全球糖尿病患者3.66亿，预计2030年将达到5.52亿。中国是全球糖尿病患者最多的国家，我国糖尿病流行病学资料显示：糖尿病视网膜病变的患病率为37.1%～43.1%，糖尿病视网膜病变是导致成人视力下降的主要原因，而糖尿病黄斑水肿（diabetic macular edema，DME）则是致盲的罪魁祸首。

　　本书以DME为切入点，系统地介绍了我国糖尿病视网膜病变及黄斑水肿的流行病学调查情况、患病率及DME的病理生理学机制，参考了大量国内外糖尿病相关文献资料，对糖尿病视网膜病变及DME新的国际分类、分型，以及荧光血管造影、OCT血管成像、微视野、超高速扫源OCT等新的检查方法及图像判读要点进行了详细阐述。

　　糖尿病视网膜病变及黄斑水肿治疗理念的转变是当前学术界有争议的话题，如传统的激光治疗（PRP，黄斑格栅样光凝）是否应该摒弃或被新的治疗方法代替；抗VEGF疗法是否应该作为一线药物治疗方法；激素在DME中的应用价值；二联、三联或多种方法联合治疗的方式和方法探讨，这些问题的提出足以说明DME的复杂性、顽固性和治疗的长期性。本书参考了国外治疗DME的20多篇随机、双盲、有对照组的循证医学研究文献，参考了 7 个国家的糖尿病视网膜病变及黄斑水肿治疗指南和 11 个国家参与制定的专家共识，尽管在 DME 的治疗方法上还存有一些小的分歧，但在宏观和治疗理念上，专家们基本取得了一致意见。同时对各国 DME 治疗指南及专家共识进行了详细解读。书中还列举了 DME 疑难病例解析及祖国医学对 DME 的认识及辨证施治，供广大医务工作者在临床工作中参考。

科学技术文献出版社以独特的视角、新颖的设计、全新的理念，让临床医学专家从个人角度来阐述医学某一领域或某个疾病的看法，既总结个人的临床经验，又可与读者共享自己的临床研究成果，观点清晰，目标明确。书中内容排列打破常规医学图书的编排格式，采用"一条龙"式的排列格式，符合人的逻辑思维，简单明了，通俗易懂。

本书仅对一病（糖尿病视网膜病变）一症（黄斑水肿）的相关问题进行了认真解读，涉及面窄且有其特殊性和局限性，在知识的广泛性和普遍性方面免不了有些狭隘及偏差，错误和不当之处，敬请广大读者批评指正。

目 录

Contents

糖尿病黄斑水肿的概念

糖尿病黄斑水肿（diabetic macular edema，DME）是指糖尿病患者黄斑区内毛细血管渗漏导致黄斑中心 2 个视盘直径的视网膜增厚。广义上讲，糖尿病患者引起的黄斑病变包括黄斑水肿和黄斑缺血。临床上一些医师将糖尿病视网膜病变继发的黄斑改变（如增殖性糖尿病视网膜病变引起的黄斑牵拉、微血管病变导致的黄斑缺血、黄斑皱褶导致的水肿等）也统称为 DME。

1. 我国 DME 患病率高，致盲形势严峻

（1）我国是糖尿病患者最多的国家

据国际糖尿病联盟统计（2015 年）：全球糖尿病患病人数已达 4.15 亿，我国 1980—2008 年进行的 5 次全国糖尿病患病率调查显示，1980 年患病率为 0.67%（14 省市 30 万人），1994 年患病率为 2.51%（21 省市 21 万人），1996 年患病率为 3.10%，2000 年患病率为 7.40%，2008 年患病率为 9.70%（14 省市 4.6 万人），我国糖尿病患病人数呈显著增长趋势，5 年增长了 14.4 倍，目前已成为全球糖尿病患者最多的国家，2015 年不完全统计糖尿病

患者达 1.09 亿，预计 2030 年我国糖尿病患者将达到 1.29 亿。糖尿病已成为继传染病、心血管疾病、肿瘤和外伤后第五大致死原因。

（2）我国糖尿病视网膜病变的患病率高于西方发达国家

糖尿病视网膜病变（diabetic retinopathy，DR）是糖尿病常见的慢性微血管并发症，我国糖尿病人群中视网膜病变的患病率为 24.7% ～ 37.5%，其中增殖性糖尿病视网膜病变（proliferative diabetic retinopathy，PDR）比例为 3.3% ～ 7.4%。一项中国流行病学的荟萃分析显示，中国 DR、非增殖性糖尿病视网膜病变（non-proliferative diabetic retinopathy，NPDR）与 PDR 在总体人群中的发病率分别为 1.3%、1.1% 和 0.1%；在糖尿病罹患人群中的发病率分别是 23.0%、19.1% 和 2.8%。美国 40 岁以上人群的糖尿病视网膜病变患病率为 3.4%，糖尿病视网膜病变在 1 型糖尿病和 2 型糖尿病患者中的患病率分别为 86.0% 和 40.3%，其中威胁视力的视网膜病变分别占 42.0% 和 8.0%。一项英国的研究中显示：糖尿病视网膜病变在 1 型和 2 型糖尿病患者中的患病率为 45.7% 和 25.3%，其中威胁视力的病变占 16.4% 和 6.0%，增殖期的糖尿病视网膜病变比例为 3.7% 和 0.5%。澳大利亚和加拿大糖尿病患者中视网膜病变比例为 25% ～ 40%，其中增殖期的视网膜病变占 2.1% ～ 2.5%，继发于 DME 的视力损害比例为 1% ～ 3%。

（3）DME 是视力损害的主要原因

基于中国地区流行病学调查显示，DME 与临床有意义的黄斑水肿（clinically significant macular edema，CSME）在糖尿病罹患人群中的发病率分别为 5.2%（3.1% ～ 7.9%）和 3.5%

（1.9%～6.0%），而导致患者视功能损害及致盲的主要原因为DME。据张美霞报道，1521 例 DR 中 DME 占 30.77%。美国 wisconsin 研究显示，DME 的发生与糖尿病病程密切相关，DME 在 1 型糖尿病人群中，患病率为 8.2%，糖尿病病程＜3 年者几乎无 DME 发生，以后逐年上升，病程≥10 年者为 20.1%，病程＞20 年者高达 29.0%。DME 在 2 型糖尿病人群中，病程＜5 年者 DME 患病率为 3%，病程＞20 年者为 28%，使用胰岛素者患病率为 8.4%～25.4%，未使用胰岛素者为 2.9%～13.9%。

有无 PDR 与 DME 发生率有关，轻度 NPDR DME 发生率约为 3%；中度 NPDR DME 发生率约为 38%；重度 PDR DME 发生率可高达 71%。蛋白尿、高糖化血红蛋白、高血压、糖尿病病程与 DME 发生密切相关。

超过 20% 的 1 型糖尿病、14%～25% 的 2 型糖尿病患者将在 10 年内进展为 DME，双目失明者约为 1.1%。

2. 糖尿病视网膜病变及 DME 高危人群筛查迫在眉睫

我国是全球糖尿病患者第一大国，但是，尚缺乏针对糖尿病视网膜病变的全国性筛查，根据北京、上海、广东、河北、江苏等局部地区和社区的糖尿病视网膜病变筛查，其患病率为 3.32%～43.10%。一项基于中国地区的流行病学调查显示，DME 在糖尿病患病人群中的发病率为 5.2%（3.1%～7.9%）。这些研究及抽样调查的差别之大迫切需要建立全国统一标准的糖尿病视网膜病变及 DME 的筛查程序。

2014 年，中华医学会眼科分会眼底病学组首次提出了规范中国糖尿病患者接受眼科检查的时间和糖尿病视网膜病变及 DME 的筛查流程的建议（表 1、图 1）。

表 1　中国糖尿病患者接受眼科检查首诊和随诊时间建议

糖尿病类型	首次检查时间	随诊时间
1 型糖尿病	发病 3 年后	每年 1 次
2 型糖尿病	确诊时	每年 1 次
妊娠糖尿病	妊娠前或妊娠初 3 个月	中度 NPDR：每 3 ～ 12 个月
		重度 NPDR：每 1 ～ 3 个月

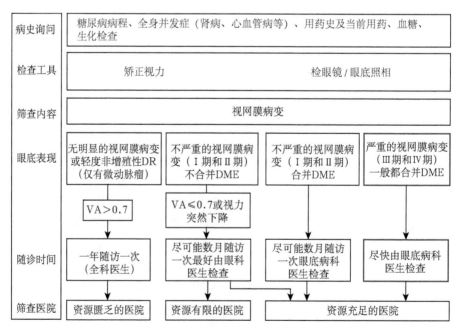

图 1　糖尿病视网膜病变筛查流程和执行医院（诊所）的建议

3. 国外糖尿病视网膜病变及 DME 筛查值得借鉴

随着互联网及远程医疗系统的逐渐完善，基于地区或社区的糖尿病视网膜病变的远程筛查网络正在成为防盲治盲的重点方向。英国、新加坡等发达国家已经建立了成熟的远程筛查网络，据英国国家医疗服务体系（National Health Service，NHS）介绍，英国已经建立了覆盖全国范围的糖尿病远程筛查网络，截至2012 年，81 个基础筛查点对全国 260 万糖尿病患者中的 190 万人提供了筛查服务，筛查率高达 73.1%。中国中山大学中山眼科中心何明光团队开发了基于云计算的读片系统，将有望用于大规模的糖尿病视网膜病变的社区筛查。

糖尿病黄斑水肿的流行病学研究

4. 糖尿病黄斑水肿的患病率

早在 20 世纪 80 年代，美国发表了威斯康星州首个详尽的以人群为基础的糖尿病视网膜病变的流行病学研究结果：DME 的患病率为 11.1%（黄斑水肿定义为在眼底立体照相中黄斑中心凹一个视盘直径内的视网膜增厚），发现糖尿病发病早的患者和发病晚的相比，前者的 DME 患病率略高，其与糖尿病病程长短和血糖控制密切相关。

在美国，WESDR 研究曾报道了 1 型糖尿病 DME 的 25 年累积患病率为 29%，有临床意义的黄斑水肿为 17%，10 年内 DME 的患病率在糖尿病早发患者中为 20.1%，在糖尿病晚发且使用胰岛素者中为 25.4%，在不使用胰岛素者中为 13.9%。其危险因素为严重的糖尿病视网膜病变、高糖基化血红蛋白、蛋白尿、高血压以及长年大量吸烟史。另外，有临床意义的黄斑水肿是缺血性心脏病及其他病因导致死亡的高危因素。

　　在亚洲，2008 年新加坡马来研究组报道，糖尿病视网膜病变的患病率为 35.0%，DME 的患病率为 5.7%，独立的危险因素为较长的糖尿病病程、高水平的糖化血红蛋白和高血压。

　　在拉丁美洲，洛杉矶拉美人研究组报道，DME 4 年患病率为 5.4%，有临床意义的黄斑水肿患病率为 7.2%，高患病率与较长的糖尿病病程相关。

　　在中国，一项中国农村人口的流行病学调查研究显示，6.9% 的人被诊断出患有糖尿病，DME 的总患病率为 5.2%。在另一项针对中国城市人口中确诊糖尿病患者的研究表明，其中 4.0% 为有临床意义的 DME。

　　国内基于地区和医院的 DME 的流行病学调查结果见表 2、表 3。

表 2　中国基于地区的 DME 流行病学调查

作者	地区	DR 诊断方法	DR 诊断标准	入组人群年龄范围	总样本量	糖尿病例数	DME 例数
Wang N, Xu X, Zou H, et al	上海，长宁区，北新泾街道	OCT 眼底检查	2001 年 AAO 诊断标准	43～81 岁	108 132 名居民，实际检查 795 例糖尿病患者 215 例	795 例	64/151 例
Xie XW, Xu L, Jonas JB, et al	北京，海淀区、大兴区榆垡镇	眼底照片	ETDRS 严重程度分级	40 岁以上	4439，实际检查 4127	235 例	12 例 (5.2%)，CSME 6 例
Wang FH, Liang YB, Zhang F, et al	河北，邯郸市，永年县	视网膜照片	改良的 ETDRS c 分级	30 岁以上	6830，实际检查 5597 例	387 例	20 例 (5.2%)

表3 中国基于医院的 DME 流行病学调查

作者	医院	DR诊断方法	DR诊断标准	入组人群年龄范围	总样本量	糖尿病例数	DME例数
张美霞，杨兰芬，罗成仁，等	四川，华西医院	荧光素眼底血管造影	1984年全国统一标准	27～89岁	糖尿病患者1521例	1521例	468例（791眼），30.77%
蒋晶晶，黎晓新，元力，等	北京，北京大学人民医院眼科	OCT、间接检眼镜、荧光素眼底血管造影	国际临床DR严重程度分级标准和黄斑水肿严重程度分级标准	29～80岁	糖尿病患者118例，病程大于10年	118例	27例（22.9%）
李立新，杨沁，黎晓新，等	北京，北京大学人民医院内分泌科	超声检查、散瞳眼底检查	全国统一的分期标准	22～79岁	糖尿病患者705例，1409眼	705例	17例（2.4%），盲眼293只，弥漫性黄斑水肿7只

5. 糖尿病视网膜病变及黄斑水肿的危险因素

根据流行病学调查确认的糖尿病视网膜病变及 DME 的重要危险因素：高血压、高血糖、高血脂和糖尿病病程。

（1）高血压使黄斑水肿造成的视力下降显著恶化

WESDR 研究证实，高血压和糖尿病视网膜病变的视力丧失相关，控制高血压有利于预防 DME。UKPDS 研究证实，严格控制高血压能降低 2 型糖尿病患者视网膜病变进展和 DME 所致的视力丧失的概率。强化血压控制的目标应小于 150/85mmHg，澳大利亚、英国、加拿大指南推荐的血压控制目标为 130/80mmHg 以下。

（2）高血糖是糖尿病视网膜病变进展和 DME 的决定性危险因素

UKPDS 和 EDIC 研究均证实，在 2 型糖尿病患者中，血糖良好控制组和强化控制组进展为 DME 的概率更低，糖化血红蛋白水平与糖尿病视网膜病变密切相关。DCCT 研究对无糖尿病视网膜病变或轻微 1 型糖尿病患者进行了 4 ～ 6 年的评估，发现强化血糖控制能使视网膜病变、神经病变及肾病的进展显著减缓。

（3）高血脂是 DME 视力丧失的独立危险因素

血脂异常（血浆三酰甘油、高密度脂蛋白、低密度脂蛋白）与视网膜脂质渗出及 DME 密切相关，过度摄入脂肪饮食可能通过脂质过氧化反应或血管病变造成黄斑水肿。

（4）糖尿病病程是视网膜病变及 DME 最重要的发生因素

Wisconsin 研究显示：在 1 型糖尿病人群中，病程在 5 年以内者很少发生视网膜病变或 DME，病程大于 10 年者 DME 患病率为 20.1%，大于 20 年者 DME 患病率为 29.0%；在 2 型糖尿病人群中，病程大于 20 年者 DME 患病率为 28.0%。糖尿病病程越长，DME 的患病率及风险越高。

另外，糖尿病视网膜病变的程度及有无 PDR 与 DME 发生率有关，有 PDR 者，DME 的发生率明显上升；轻度无 PDR 者，

DME 发生率为 3%；中度无 PDR 者，DME 发生率为 38%；有重度 PDR 者，DME 发生率高达 71%。

美国糖尿病视网膜病变研究组（Diabetic Retinopathy Study Research Group，DRS）还提出了增殖性视网膜病变伴"高危指征"者视力预后差的观点，高危指征包括：视盘上新生血管面积≥ 1/3 视盘直径；视盘上新生血管伴有玻璃体或视网膜前出血；视盘外新生血管面积≥ 1/2 视盘直径并伴有玻璃体或视网膜前出血。

除此以外，视网膜病变及 DME 的发生发展还与良好的生活方式有关，如吸烟、饮酒。吸烟会增加糖尿病视网膜病变发生率，是 2 型糖尿病发生视网膜病变独立的可控危险因素，不吸烟者相比吸烟者视网膜病变 6 年发生率低 1/3，妊娠期糖尿病可使 DME 加重。在有 DME 的患者中，应避免使用比格列酮，有证据提示使用比格列酮可能增加 DME 的发生风险。

糖尿病黄斑水肿的病因及
病理生理学机制

6.DME 是由糖尿病引起的黄斑区细胞外液的积聚所致的视网膜增厚

高血糖可影响到多个生化通路的改变（包括终末糖基化产物、山梨醇途径、氧化应激、白细胞黏附、蛋白激酶 C 和血管内皮生长因子等），损害视网膜血管内皮细胞，导致血 - 视网膜屏障功能破坏→血管通透性增加，引起血管流体静力压升高→水分渗入组织→黄斑水肿。Muller 细胞胞浆内肿胀是黄斑水肿的早期病理改变，细胞内液或细胞外液的积聚是晚期水肿的结果，水分多积聚于疏松的内、外网织层，沿亨利氏纤维分布。

（1）血 - 视网膜屏障的破坏

血 - 视网膜屏障的破坏是糖尿病视网膜病变的早期表现，也是黄斑水肿发生的一个重要原因，应用玻璃体荧光光度计可以测得正常人与 DR 患者的区别。血 - 视网膜屏障可分为由视网膜毛细血管内皮细胞间的紧密连接构成的内屏障和由视网膜色素上皮细胞间紧密连接构成的外屏障。紧密连接蛋白的结构改变被认为是血 - 视网膜屏障破坏的原因。Anteliff 等认为，长期高血糖刺激以及组织缺血缺氧会诱导血管内皮生长因子（vascular endothelial growth factor，VEGF）的表达，而 VEGF 会诱导紧密连接蛋白结构的改变，从而破坏其屏障功能。非酶催化的晚期糖代谢终末产物是导致血管壁结构破坏、渗透性增加的另一重要因素。

（2）毛细血管通透性增加

毛细血管通透性的增加普遍认为是多种因素复合作用的结果，糖尿病时异常的组织氧合作用首先引起血管功能的改变，并导致血管扩张，长期血管扩张导致的血管结构改变以及高糖状态下的视网膜组织的异常代谢导致毛细血管通透性的增加。Charalas 发现在高血糖的刺激下，Na-K-ATP 酶的活性发生改变，毛细血管的渗透性增加。Yanoff 等发现，视网膜毛细血管周细胞丧失在糖尿病视网膜病变早期即可出现，这在其他视网膜血管病变中未被发现过，周细胞的丢失破坏了毛细血管的完整性，引起毛细血管渗透性的增加。临床资料证明，高血糖可导致毛细血管基底膜增厚、功能异常、滤过作用改变和血浆蛋白的异常通过。

（3）葡萄糖代谢异常——多元醇通路

多元醇通路是研究最为广泛的关于 DME 的基础理论假说。在正常血糖浓度时，葡萄糖进入细胞后很快转变成 6- 磷酸葡萄糖进入三羧酸循环提供能量；或经糖酵解、戊糖旁路代谢。当血糖浓度超过这些途径的代谢能力时，大量葡萄糖经多元醇通路代谢生成大量山梨醇和果糖在细胞内聚集，导致细胞水肿、破裂，液体在组织间隙聚集。

（4）视网膜组织缺血及凝血功能异常

糖尿病患者早期毛细血管内皮生成的Ⅷ因子增多，Ⅷ因子阻止血小板聚集，使其黏附功能降低，导致血流速度减慢，也促进了微血栓的形成，使视网膜组织缺血缺氧，而黄斑是对缺血缺氧最敏感的组织。

（5）玻璃体牵拉的作用

不完全玻璃体后脱离或黄斑牵引也是引起DME的重要原因。

（6）血糖控制不良或全身因素影响

血糖控制不良或全身因素具体影响，如高血压、高血脂、贫血、糖尿病类型、家族遗传等，也是引起DME的不可忽视的因素。

总之，DME的发生是一个非常复杂的过程，它涉及很多病理、生理、生化的改变（图2）。过去对它的研究主要集中在视网膜毛细血管病变上；最近对于糖尿病模型大鼠的超微机构研究表明，视网膜神经细胞在视网膜病变早期即出现损害，如线粒体数目减少、线粒体肿胀、嵴变短消失、髓样变性等，这可能为DME的视力损害提供有力的实验室依据。

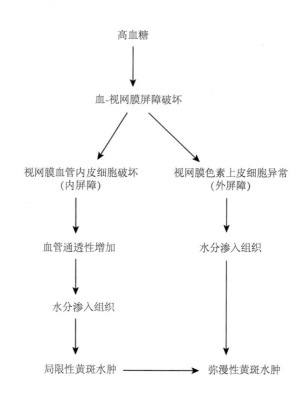

图 2 DME 的发生机制

糖尿病黄斑水肿的诊断和分型

7. 糖尿病视网膜病变的分级依据

　　早期的糖尿病视网膜病变的分级系统是以与结果相关的证据为基础，在 Airlie House 分级基础上发展起来的，该分级系统详细描述了各类病变的特征及所属的等级，但由于记录过度复杂和烦琐，1971 年， DRS 和糖尿病视网膜病变早期治疗研究组（Early Treatment of Diabetic Retiopathy Study，ETDRS）在此基础上建立了新的分级系统，并于 2004 年由美国眼科学会编入了《糖尿病视网膜病变临床指南》。ETDRS 分级系统以多级量表中不同类型损伤分类为基础的 5 个标准眼底照片，眼底照相包括 7 个立体照相视野，每一个涵盖 30° 的范围，照片像幻灯片一样被记录在照片胶卷上（图 3）。彩色眼底照相和 FFA 均按照此 7 个标准区进行。通过记录各区病变的数目及严重程度与标准图比较来分级。

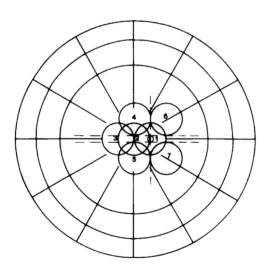

图 3 ETDRS 眼底照相 7 个 30°区域的位置图

注：区域 1 以视盘为中心；区域 2 以黄斑中心凹为中心；区域 3 以黄斑颞侧为中心；区域 4～7 分别与通过视盘中心的垂直线及视盘上下的水平线相切。

8. ETDRS 糖尿病黄斑水肿的分型

DME 可以出现在糖尿病视网膜病变的任何阶段。ETDRS 分级量表中没有包括黄斑水肿，其被单独分级。DME 定义为以黄斑为中心一个视盘直径内的视网膜变厚或硬性渗出，在立体照片的区域 2 上放上网格，阅片者评估增厚视网膜的位置、最大厚度、囊样水肿的程度、硬性渗出的位置。

根据 ETDRS（1985）报道，临床上将 DME 分为 3 种类型。

（1）局限型

黄斑中心一个视盘直径范围内的视网膜增厚。

（2）弥漫型

视网膜增厚区域≥2 个视盘直径，累及中心凹无血管区。

（3）有临床意义的黄斑水肿（CSME）（图 4）

临床上出现下列 3 个体征中的任意 1 个，认为有临床意义：① 距黄斑中心≤500μm 范围的视网膜增厚；② 距黄斑中心≤500μm 范围的硬性渗出灶，或合并邻近素视网膜增厚；③ 1 个或多个视网膜增厚区域，范围≥1 个视盘直径，任何部分累及中心凹。

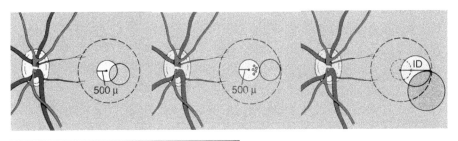

○	水肿区
●	坐标
∞	硬性渗出

图 4　有临床意义的 CSME 的示意（彩图见彩插 1）

DME 和 DME 光凝效果的研究给出了有临床意义黄斑水肿的定义，用于描述累及或威胁到黄斑中心的水肿。ETDRS 的 CSME 分型在临床上十分重要，ETDRS 研究组证实，CSME 患者接受了局部或格栅光凝治疗后，视力丧失的风险大约减少 50%，在 3 年随访期间，接受局部或格栅光凝治疗的 CSME 患者中度视力丧失的概率为 12%，而未接受治疗的对照组发生中度视力丧失的概率为 24%。

9. 糖尿病视网膜病变及 DME 国际分级

为解决临床中的实际问题，美国眼科学会专家小组参考 ETDRS 分级系统，建立了糖尿病视网膜病变和 DME 严重程度的国际临床分级。2001 年，美国眼科学会提出了糖尿病视网膜病变严重程度分级；2002 年 4 月在悉尼举办的国际眼科学术会议上召开了专门会议，专家小组提出了糖尿病视网膜病变及 DME 分级标准方案，采用投票方法表决；2003 年 2 月，美国眼科学会又对糖尿病视网膜病变和 DME 的国际分级标准进行了修订（表4、表5）。

表4　糖尿病视网膜病变严重性国际分级

疾病严重程度	散瞳检眼镜下所见
无明显视网膜病变	无异常
轻度非增殖性 DR	仅见微血管瘤
中度非增殖性 DR	不仅有微血管瘤，但比重度非增生性 DR 轻
重度非增殖性 DR	有以下任一项但无增生性 DR 体征：
	4 个象限每个都有＞ 20 个视网膜内出血
	2 个象限的视网膜静脉串珠样改变
	1 个象限视网膜内微血管异常（IRMA）
增殖性 DR	以下一种或更多（NVD，NVE）
	新生血管，玻璃体 / 视网膜前出血

注：DR：糖尿病视网膜病变；NVD：视盘新生血管；NVE：视网膜其他部位新生血管。

表5　DME 严重性国际分级

疾病严重程度	散瞳检眼镜下所见
无明显的 DME	后极部无明显的视网膜增厚或硬性渗出
有明显的 DME	后极部有明显的视网膜增厚或硬性渗出
如果存在 DME，可分为	
轻度 DME	后极部有视网膜增厚或硬性渗出，但远离黄斑中心凹
中度 DME	视网膜增厚或硬性渗出接近黄斑中心，但没有累及黄斑中心凹
重度 DME	视网膜增厚或硬性渗出累及黄斑中心凹

这个简易的国际分级在临床上很实用，很容易被眼科医师掌握，但不很精确，在临床研究中对不同治疗组进行比较时会产生困难。

10. 中国糖尿病视网膜病变分期及 DME 分型

1985 年，中华医学会眼科学分会眼底病学组结合我国糖尿病患者及糖尿病视网膜病变的特点，参考国外糖尿病视网膜病变分级标准，在中华眼科杂志上发表了我国糖尿病视网膜病变分级标准，分为两型 6 个等级：非增殖型（背景型）Ⅰ、Ⅱ、Ⅲ期，增殖型Ⅳ、Ⅴ、Ⅵ期，没有对 DME 进行分型或特殊说明（表6）。

2014 年，眼底病学组结合当前国际糖尿病视网膜病变及 DME 新的分期，经过眼底病专家组充分酝酿讨论，对我国 1985 年的分期标准进行了修订，这次修订在内容上既延续了我国原有分期的特色，又与国际分期标准相衔接。

DME 分型采用国际分型（表7），分为局灶型和弥漫型。根据治疗效果又分出有临床意义的黄斑水肿，增加了黄斑缺血型的描述（指黄斑区内毛细血管网的部分闭锁）。

表 6　中国糖尿病视网膜病变分期标准

分期	描述
非增殖期（背景期）	
Ⅰ 期（轻度）	仅有毛细血管瘤样膨出改变（对应中国 1985 年 DR 分期 Ⅰ 期 +）
Ⅱ 期（中度）	介于轻度到重度之间的视网膜病变，可合并视网膜出血、硬渗或（和）棉絮斑
Ⅲ 期（重度）	每象限视网膜内有 ≥ 20 个出血点，或者至少 2 个象限已有明确的静脉串珠样改变，或者至少 1 个象限视网膜内微血管异常，无明显特征的增殖性 DR（对应中国 1985 年 DR 分期Ⅲ期 + +）
增殖期	
Ⅳ 期（增殖早期）	视网膜（NVE）或视盘新生血管（NVD），未达高危增殖期（对应中国 1985 年 DR 分期Ⅳ期）
Ⅴ 期（增殖高危期）	NVD > 1/4 ～ 1/3DA 或 NVE > 1/2DA，合并纤维膜（胶质型 PDR），可伴视网膜前出血或玻璃体积血（对应中国 1985 年 DR 分期Ⅴ期）
Ⅵ 期（增殖晚期）	牵拉视网膜脱离，或严重玻璃体积血眼底不能看到视盘黄斑（对应中国 1985 年 DR 分期Ⅵ期）

表 7　糖尿病黄斑水肿类型

类型	表现
临床有意义的黄斑水肿	黄斑区有出血点，通常有环形或三角形硬渗，FFA 显示局部早期分散的强荧光点，后期渗漏，液体来自毛细血管瘤样膨出 距黄斑中心≤ 500μm 范围内视网膜增厚 距黄斑中心≤ 500μm 范围内有硬性渗出伴邻近视网膜增厚 1 个或多个视网膜增厚区域，并影响位于中心 1PD 范围的任意部分
弥漫型黄斑水肿	通常黄斑区毛细血管造影晚期广泛渗漏，看不到毛细血管瘤样膨出，常无硬渗，黄斑区视网膜弥漫性增厚，可以有视网膜内囊性改变
缺血型黄斑水肿	黄斑区内毛细血管闭锁，无论是局灶还是弥漫性黄斑水肿均可合并缺血性改变，也称"混合型黄斑水肿"

11. 其他糖尿病黄斑水肿分型

随着眼底检查设备的更新及进步，DME 在各类检查仪器上也有不同的描述，为了临床观察和评价治疗效果的需要，有些学者根据黄斑水肿不同的形态表现及解剖结构的改变，将 DME 分为不同的类型。

（1）眼底荧光血管造影

眼底荧光血管造影是评价糖尿病视网膜血管病变的"金标准"，它的优点是能够动态地观察视网膜血管及血流的时间变化，发现视网膜血管的渗漏、血管闭塞及有无视网膜或黄斑缺血。眼底荧光血管造影发现糖尿病的黄斑水肿可分为 3 种不同类型。

1）中心凹渗漏型。中心凹区可见清晰的微动脉瘤或扩张的毛细血管渗漏。

2）弥漫渗漏型。黄斑区呈现广泛的渗漏，无明确的渗漏点。

3）弥漫囊样渗漏型。病变区在造影晚期呈现囊泡样改变或花瓣样外观，弥漫渗漏并有染料积存。

眼底荧光血管造影还有一个重要的作用，是能够准确判断糖尿病视网膜血管病变治疗后是否有效，渗漏点及视网膜非灌注区是否消失，对各种方法治疗 DME 及视网膜病变的疗效进行精确判定。其唯一的不足是不能对视网膜的厚度进行测量，造影时需要静脉注射荧光素钠，对一些过敏体质的患者不宜应用。

（2）光学相干断层成像（OCT）

自 OCT 问世以来，临床许多研究者已经将 OCT 作为诊断 DME 的"金标准"。眼底荧光血管造影得到的是眼底血管的平面图像，而 OCT 不但可以得到眼底高分辨率的断层图像，还可以客观、适时记录黄斑区视网膜的厚度和形态，同时无创、可重复、能够定量测量，还能够清晰显示黄斑中心凹与玻璃体黏附情况及视网膜玻璃体界面的状态，为临床医师诊断、治疗、判断疾病的预后提供重要参考数值。

由于 OCT 是 ETDRS 研究完成后发展起来的眼底检查设备。当年的有临床意义的糖尿病黄斑水肿（CSME）的分类是建立在散瞳下用裂隙灯显微镜立体观察糖尿病患者眼底的基础上的。有报道称，应用常规方法有将近 1/3 的患者临床诊断为无 CSME，而在 OCT 下发现有视网膜增厚者，对其视网膜内囊肿和视网膜下液的发现的敏感性比临床检查高。

Otani 等观察 DME 在 OCT 图像上主要表现为 3 种类型：

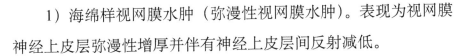
1）海绵样视网膜水肿（弥漫性视网膜水肿）。表现为视网膜神经上皮层弥漫性增厚并伴有神经上皮层间反射减低。

2）黄斑囊样水肿。表现为黄斑区视网膜层间多个囊样腔隙形成，或呈蜂窝状外观。

3）浆液性神经上皮层脱离。表现为黄斑区视网膜增厚，病变区液体积聚在视网膜神经上皮下，形成神经上皮隆起及浆液性脱离。

糖尿病患者视网膜肿胀是 OCT 观察到的视网膜结构最常见的变化（88%）。不仅仅限于黄斑区，往往在后极部视网膜有广泛的增厚，呈海绵样外观。在临床工作中，这三种类型可以单独存在，也可以同时存在于一张 OCT 图像中。如海绵样视网膜水肿伴黄斑囊样水肿，海绵样视网膜水肿伴浆液性神经上皮脱离，黄斑囊样水肿伴浆液性神经上皮脱离。

近年来，随着 OCT 检查临床经验的积累及 DME 治疗的需要，国内外学者又将 CSME 的 OCT 表现分为 5 种类型：①弥漫性黄斑水肿型；②黄斑囊样水肿型；③黄斑水肿伴浆液性神经上皮脱离型；④黄斑前膜伴神经上皮水肿型；⑤玻璃体后界膜牵拉伴黄斑水肿型。

CSME 患者视网膜水肿大部分位于外丛状层。由于视网膜内丛状层及外丛状层对液体有限制作用，使其表层血管渗漏的液体积聚于内颗粒层，而深层血管渗漏的液体积聚于外丛状层。说明 CSME 渗漏主要来源于深层血管。

糖尿病黄斑水肿的相关检查及进展

12. 裂隙灯显微镜立体观察

裂隙灯显微镜立体观察虽然为黄斑水肿传统的检查方法，但却简单实用，适用于大范围 DME 普查或流行病学研究。患者散大瞳孔后，借助前置镜或三面镜可以清晰立体地观察到黄斑区微血管瘤数量及形态、硬性渗出及黄斑水肿的范围。缺点是不能够对黄斑水肿的高度及视网膜厚度进行评价。

13. 立体眼底彩色照相

立体眼底彩色照相是判断 DME 的基本检查项目。按照 ETDRS 眼底照相的 7 个标准区域，能够详细地记录各个区域视网膜微血管瘤的数量、静脉串珠、视盘新生血管、出血、硬性或软性渗出的范围及形态等。同时，眼底照相还能够积累资料，便于患者复查及评价治疗效果。

14. 眼底荧光血管造影

眼底荧光血管造影是糖尿病视网膜病变患者的必查项目，也是评价黄斑水肿的标准方法。该检查不但能够清晰显示视网膜血管的走行及形态，重要的是能够发现视网膜血管的渗漏情况及血管的灌注状态（是否存在灌注不良或非灌注），对黄斑区存在的血管渗出范围、囊样水肿的形态进行评价，同时可以显示黄斑区是否存在缺血，对治疗方法是否有效进行判定。不足之处是对视网膜及黄斑的厚度不能测量，需要静脉内注射造影剂。对老年人群或对造影剂过敏者有一定风险。

15. 光学相干断层成像（OCT）

20 世纪 90 年代中期以前，裂隙灯显微镜（前置镜和三面镜的应用）和荧光血管造影一直是 DME 检查的标准方法。随着计算机和成像技术的进步，眼底检查设备发生了质的飞跃，由卡尔蔡司公司医学技术部（Carl Zeiss Meditec，Inc.Dublin，CA）开发的时域 OCT 以崭新的理念使眼底检查有了突破性进展。近几年，国外的研究者们又相继开发出扫描速度更快、分辨率更高、多条线扫描的傅立叶域或频域 OCT，使轴向分辨率达到了 5μm，目前频域 OCT 提供的黄斑区彩色断层图像已接近视网膜组织结构解剖图像，视网膜的 10 层结构、脉络膜浅层（玻璃膜）、玻璃体视网膜界面清晰可见。

OCT 对黄斑检查的最大贡献是能够提供精确的黄斑立体剖面图，尤其是对视网膜内积液，视网膜色素上皮和神经上皮下积液或脱离能够精确显示，并能显示某个层面的地形图，还可以与眼底立体照相和荧光血管造影机联合，同步显示黄斑病变区域，有利于患者的复查和随访时精确定位原病变部位，为评价治疗效果提供了可靠依据。目前，OCT检查已经成为诊断DME的"金标准"。

OCT 检查的另一个优点是无痛苦、无创伤、扫描速度快、检查时间短，老少患者皆宜，尤其是患有多种心、脑、肾疾病者及过敏体质等均可以进行耐受检查。

16. OCT 血管成像技术（Angio-OCT）

时域和频域 OCT 的进步使横断面扫描图像类似一张活体的组织切片，显示的眼部组织图像几乎可以与组织学的结构层次一一对应。但是，普通 OCT（也称结构性 OCT）每条线上的断层扫描了解到的结构改变只是黄斑区的剖面图像，还不能全面揭示病变组织的全貌及了解病变组织和周围组织的关系，尤其是对黄斑区各层的血管结构无法显示。

（1）Angio-OCT 的技术特点

第一、第二代 OCT，即时域 OCT 和频域 / 傅立叶域 OCT，也称为结构性 OCT，只能显示黄斑区断层组织结构，而第三代 OCT——血管成像 OCT，可以显示视网膜和脉络膜平面不同层面的血管结构图像，从而使黄斑区的剖面图像变为平面图像，使组织学结构图像变为血管结构图像。由美国 Optovue 公司最新生产的 Avanti RTVue XR OCT 是国际上首台能够成功检测不同层面视网膜脉络膜血管结构的商用 OCT 设备。这是眼科影像学检查的突破性进展，与传统的眼底荧光血管造影和吲哚青绿脉络膜血管造影相比，Angio-OCT 血管成像是无创的，不需要注射血管造影剂，而且方便、快捷。

（2）Angio-OCT 的局限性及临床适应证

Angio-OCT 作为新兴的眼底检查手段，和眼底荧光血管造影相比有许多优点，但是也有其局限性和弱点。

1）局限性。目前仅能完成眼底后极部扫描，像素尺寸是 3mm × 3mm 或 6 mm × 6mm，需要屈光间质透明、泪膜完整，硅油眼检查困难，不能观察血管渗漏、染色、造影剂淤积，操作过程开始和结束相同，没有动态图像等。目前对葡萄膜炎、脉络膜炎不能提供有效信息。

2）临床适应证。包括糖尿病视网膜血管病变、视网膜和脉络膜新生血管、年龄相关黄斑变性、视网膜血管阻塞、血管畸形、多发性血管瘤、青光眼和视盘疾病等。

（3）Angio-OCT 不能完全替代眼底荧光血管造影

尽管 Angio-OCT 检查有多种优点，如方便、快捷、无创伤、可重复、可显示多层血管结构。但其最大的弱点是不能够动态观察视网膜和脉络膜血管的形态，对于有些眼底病，如糖尿病视网膜血管病变、视网膜中央静脉阻塞及某些血管炎性疾病等，临床上需要动态观察视网膜血管渗漏点、渗漏范围和多少、血管闭塞的情况，来指导激光治疗的点数及范围、是否精准地封闭了渗漏点等，这些是 Angio-OCT 所不能提供的信息，因此，目前 Angio-OCT 检查还不能完全替代眼底荧光血管造影和吲哚青绿脉络膜造影检查。眼底荧光血管造影和 Angio-OCT 的不同点见表 8。

表 8 眼底荧光血管造影和 Angio-OCT 的不同点

	眼底荧光血管造影	Angio-OCT
呈现的图像	同一平面二维图像	多层面三维图像
血管造影剂	需要	不需要
图像性质	动态、平面图	静态、立体图（分层）
血管形态显示	清晰，可显示血管渗漏、着染、淤积，随时间变化	清晰，可显示多层面血管结构，不随时间变化
眼底图像显示范围	30°、60° 及周边	仅能显示后极部
检查时间	长，10～30 分钟，不可重复	短，最快 2.9 秒，可重复
检查状态	有创伤，需静脉穿刺	无创伤，非侵入
检查禁忌证	有	无

17. 超高速扫源 OCT 技术（SS-OCT）

超高速 Swept-source OCT 目前还没有商业化，扫源光学相干断层扫描使用的是一个扫频干涉仪，窄带宽激光，而不是用于频域光相干断层扫描（SD-OCT）的宽带光源、分光计和线性扫描相机的光谱，成像速度比现在临床上应用的技术增加了 4～5 倍，超高速技术可使 OCT 性能、视网膜覆盖范围和图像质量进一步改

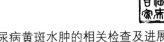

善。下一代 SS-OCT 技术的 Angio-OCT 将会在宽视野的同时提供视网膜及脉络膜微血管系统精致的细节，确保疾病判断的准确性。

18. 微视野检查（MP）

视野检查是眼底病的基本检查技术，在诊断青光眼、视神经及视网膜疾病中有很高的价值。微视野是近几年发展起来的新的检查技术，主要评价后极部视网膜功能，它无创、免散瞳，并可以定量、定性地检测黄斑中心 40° 范围内的局部视网膜功能，同时检测被检查眼的固视情况，因此，临床上多用于对后极部及黄斑区功能的评价，如高度近视黄斑病变、老年黄斑变性、糖尿病黄斑病变等，国内学者曾应用微视野检查无视网膜血管病变的糖尿病患者，虽然无明显黄斑水肿，视力也在正常范围，但发现黄斑中心 20° 范围内的微视野光敏度值与正常对照组比较已有明显下降，差异有统计学意义。提示糖尿病早期无视网膜血管病变时已存在视网膜神经元的损害。因此，微视野检查可作为 DME 的早期检查手段。

（1）MP-1 型微视野仪

将眼底照相机和计算机视野计融为一体，并分别以红外半导体激光、氦氖激光作为光源，红外半导体激光为非可见光，可在不被患者察觉的情况下投射到视网膜上逐点扫描，其反射光通过共聚焦裂隙，由光检测器接受放大，通过电子计算机合成视网膜图像，监视器图像上的每一个点与视网膜上的每一个点相对应，从而建立起一种高质量的点对点视网膜连续动态影像（图 5）。

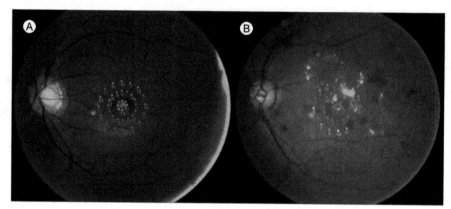

图 5　MP-1 型微视野仪拍摄的微视野图像（彩图见彩插 2）

注：A. 正常人左眼底微视野；B. 糖尿病 DME 患者左眼底微视野（图像来源：沈胤忱 2014 年博士论文）。

（2）科林公司 maia 微视野图像及相关信息

1）SLO 眼底图像（图 6A）。

2）各点光阈值及光阈值地图，详细标注每个一点的光阈值，或将邻近点的光阈值进行融合，用不同颜色显示和正常人数据库对比的结果。接近红色为异常，接近绿色为正常，黄色为可疑（图 6B、图 6C）。

3）黄斑完整性评估（Macular Integrity），根据总的结果和正常人数据库的对比，接近红色为异常，接近绿色为正常，接近黄色为可疑（图 6D）。

4）阈值频率直方图，代表此次检查中所有测试点出现相应阈值的频数，绿色的波峰代表正常人群的阈值所在区域。

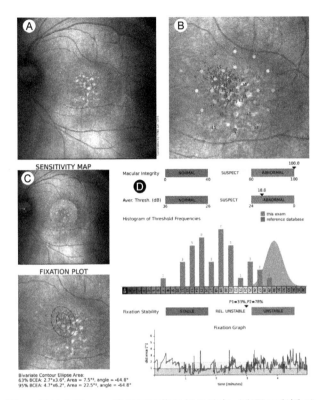

图6 科林公司maia微视野图像及相关信息（彩图见彩插3）

注：A. SLO眼底图像；B. 各点光阈值；C. 光阈值地图；D. 黄斑完整性评估。

5）固视稳定度评估（Fixation Stability）：P1=33%、P2=78%表示33%的固视点在1°范围内，78%的点在2°范围内，当前数值在黄色区域，表示固视稳定在临界范围。绿色表示固视稳定，红色表示不稳定。P1＞75%认为固视稳定，P1＜75%、P2＞75%为可疑，P2＜75%为固视不稳定。

19.DME 眼底彩像、荧光血管造影、结构性 OCT、Angio-OCT 及微视野图像解读

（1）DME 在眼底彩像中的表现

ETDRS 有临床意义的黄斑水肿（图 7），有临床意义的黄斑水肿（CSME）：临床上出现下列 3 个体征中的任意一个，认为有临床意义：① 距黄斑中心 ≤ 500μm 范围的视网膜增厚；② 距黄斑中心 ≤ 500μm 范围的硬性渗出灶，或合并邻近视网膜增厚；③ 1 个或多个视网膜增厚区域，范围 ≥ 1 个视盘直径，任何部分累及中心凹。

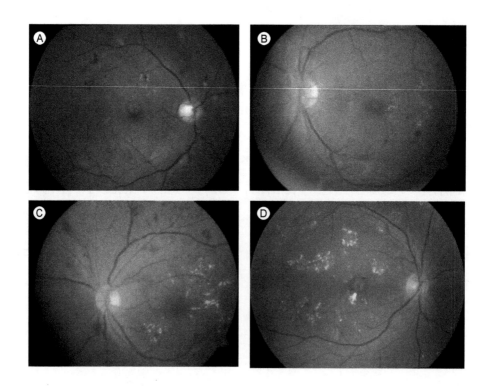

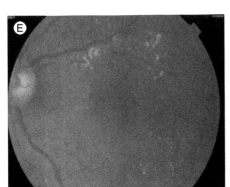
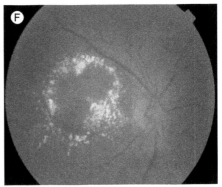

图 7　ETDRS 有临床意义的黄斑水肿（彩图见彩插 4）

（2）DME 在眼底荧光血管造影中的表现（图 8）

1）中心凹渗漏型（图 8A ～ C）。中心凹区可见清晰的微动脉瘤或扩张的毛细血管渗漏。

2）弥漫渗漏型（图 8D ～ F）。黄斑区呈现广泛的渗漏，无明确的渗漏点。

3）弥漫囊样渗漏型（图 8G ～ I）。病变区在造影晚期呈现囊泡样改变或花瓣样外观，弥漫渗漏并有染料积存。

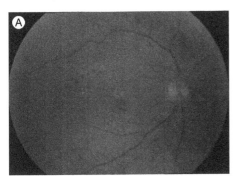
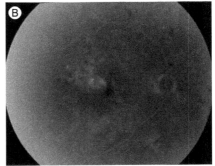

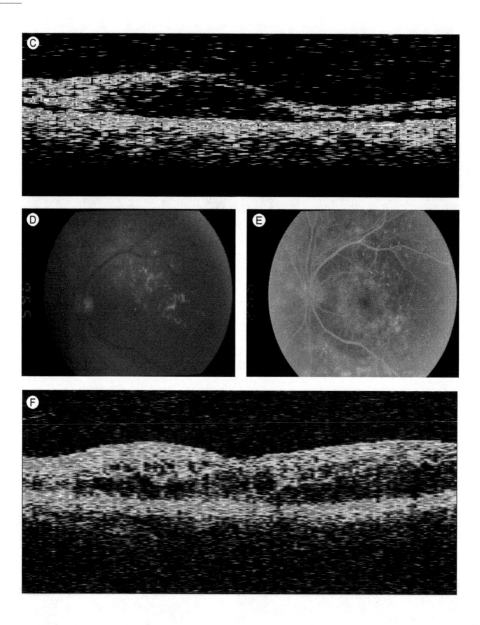

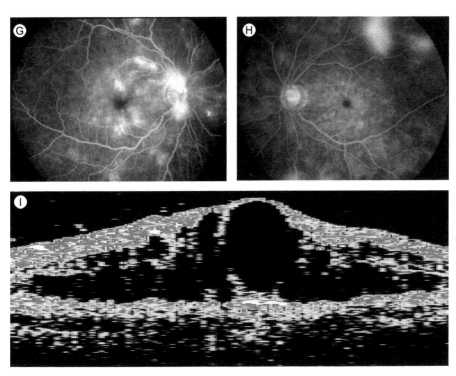

图 8　DME 在眼底荧光血管造影中的表现（彩图见彩插 5）

4）有临床意义的黄斑水肿荧光血管造影表现（图 9）。

5）黄斑缺血型荧光血管造影表现（图 10）。

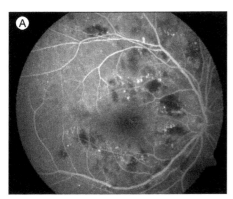
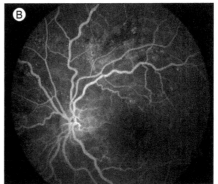

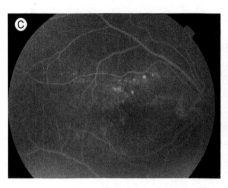
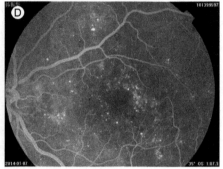

图 9　有临床意义的黄斑水肿荧光血管造影表现

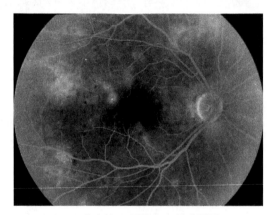

图 10　黄斑缺血型荧光血管造影表现

20. DME 在频域 OCT 中的表现

（1）海绵样视网膜水肿（图 11）

主要表现为视网膜神经上皮层厚度增加并伴有神经上皮层间反射减低、黄斑中心凹及黄斑周围低反射区扩大。

海绵样水肿的特征是视网膜神经上皮厚度增加，OCT 可探测到层间不规则的低反射区域，呈海绵样肿胀外观。组织学检查已证实，海绵样肿胀主要是 Müller 细胞的胞浆肿胀所致。早期以视网膜外层增厚为主，伴随 Müller 细胞的坏死和水肿程度的改变，可以同时合并水肿囊腔的存在。同时，OCT 可观察到硬性渗出的存在，主要位于视网膜外层，局部为高反射光团，其下方有低反光阴影。

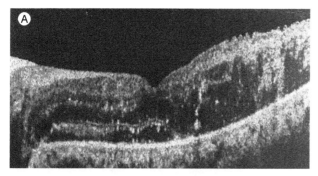

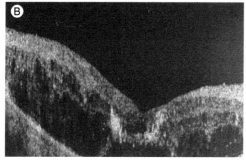

图 11　海绵样视网膜水肿（彩图见彩插 6）

（2）黄斑囊样水肿（图 12）

表现为黄斑区视网膜层间囊样腔隙形成，轻者表现为数个小囊腔或呈蜂窝状，重者小囊腔可融合成几个较大的囊腔，甚至在中心凹只剩薄薄的内界膜，囊腔破裂后可形成板层黄斑裂孔。CME 的特征是视网膜神经上皮层间囊腔的存在，OCT 显示囊腔内部呈现暗反光，其外环以薄层强反光囊壁。水肿囊腔可导致视网膜周围组织的挤压塌陷，中心凹结构消失，呈圆屋顶外观。小的囊腔往往存在于视网膜外层（外丛状层 Henle 纤维间），随病程进展，囊腔扩大融合后可占据视网膜神经上皮内外各层间。

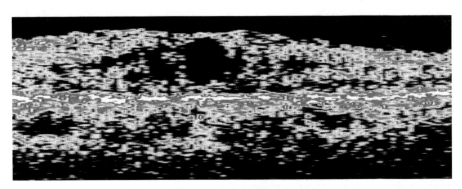

图 12　黄斑囊样水肿（彩图见彩插 7）

（3）黄斑水肿伴浆液性神经上皮脱离（图 13）

表现为黄斑区视网膜增厚，病变区液体积聚在视网膜神经上皮下，形成神经上皮隆起及浆液性脱离，神经上皮和色素上皮之间为液性暗区。

SRD 的特征是视网膜神经上皮层的隆起，下方有液体聚集。OCT 显示，神经上皮和色素上皮层间有暗反光区域存在，此区域多位于中心凹下，形态规则，边缘呈双凸面。与液性暗区相贴的色素上皮边缘为明显高反光线，由此可与视网膜神经上皮内层间液体聚集区分。在临床工作中发现，这三种图像特征可以单独存在，也可以同时存在于一张 OCT 图像中。

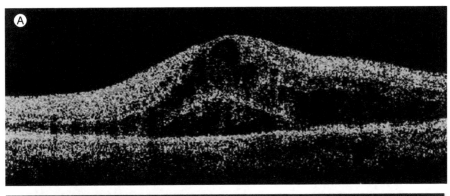

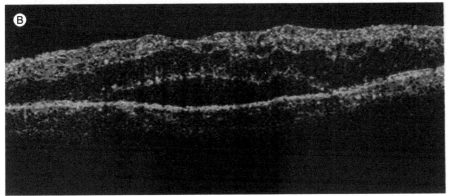

图 13　黄斑水肿伴浆液性神经上皮脱离

注：A. 黄斑囊样水肿伴浆液性神经上皮脱离；B. 海绵样视网膜水肿伴浆液性神经上皮脱离。

21. DME 在 Angio-OCT 中的表现

（1）正常人（65 岁）双眼 Angio-OCT 黄斑图像（图 14）

图像分别显示黄斑区表层毛细血管、黄斑区深层毛细血管，视网膜外层毛细血管和脉络膜毛细血管层。黄斑区毛细血管排列整齐有序，血管走向呈线性，血管网规则，拱环完整清晰可见。

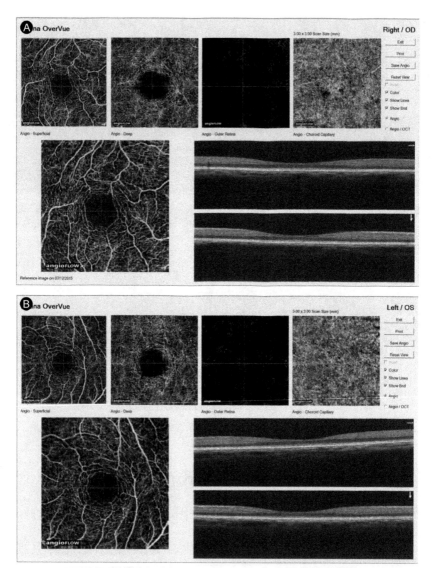

图14　正常人双眼 Angio-OCT 黄斑图像（彩图见彩插8）

注：A. 右眼；B. 左眼。

（2）DME 患者黄斑浅层毛细血管图像（图15）

显示黄斑区毛细血管网排列紊乱，并可见视网膜微动脉瘤，拱环不规则破坏。

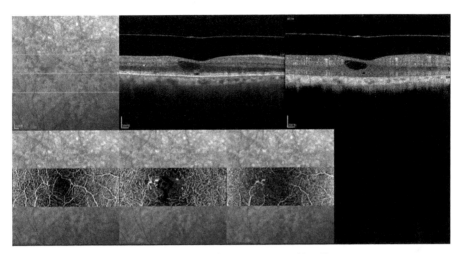

图 15　DME 患者黄斑浅层毛细血管图像

（3）非增殖性糖尿病视网膜病变患者（图 16）

左图 Angio-OCT 显示浅层血管层面可见缺血区域，拱环破坏，硬性渗出看不到。右图 en-face OCT 显示同一部位黄斑旁的渗出呈高反射清晰可见。

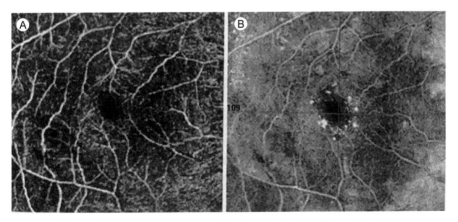

图 16　非增殖性糖尿病视网膜病变患者 Angio-OCT 和 en-face OCT

注：A. Angio-OCT；B. en-face OCT。

（4）非增殖性糖尿病视网膜病变患者（图 17）

可见病变区深层毛细血管网破坏，排列疏密不均匀，血管结构不规整，并可见微动脉瘤及视网膜内微血管改变。

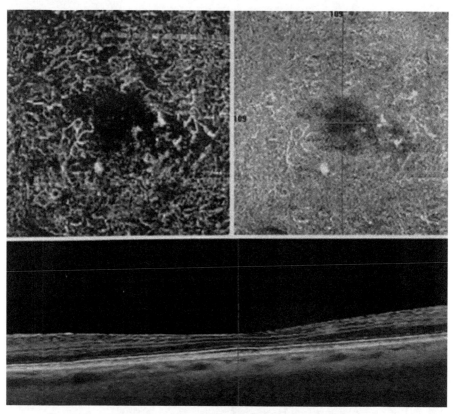

图 17　DME 患者黄斑区深层毛细血管网破坏图像

（5）非增殖性糖尿病视网膜病变患者（图 18）

Angio-OCT 显示浅层毛细血管网。可见微动脉瘤及拱环明显破坏，毛细血管网稀疏，中心凹旁随处可见血管网不规则断流现象。

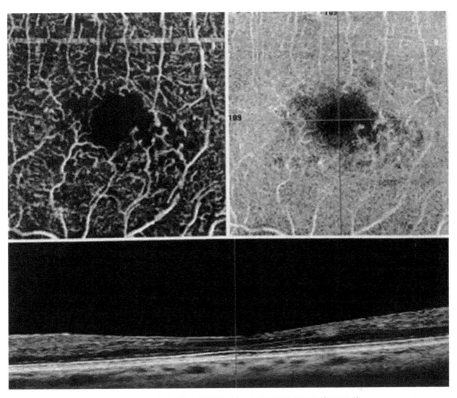

图 18　DME 患者黄斑浅层毛细血管网及拱环破坏图像

（6）非增殖性糖尿病视网膜病变患者（图 19）

Angio-OCT 显示浅层血管丛异常。图 19A 为血管结构走行紊乱，可见不规则四边形无血管区及小的囊腔，拱环破坏。图 19B 为同一只眼的深层毛细血管丛，可见在小的囊样水肿腔周围有明显的微血管结构改变。

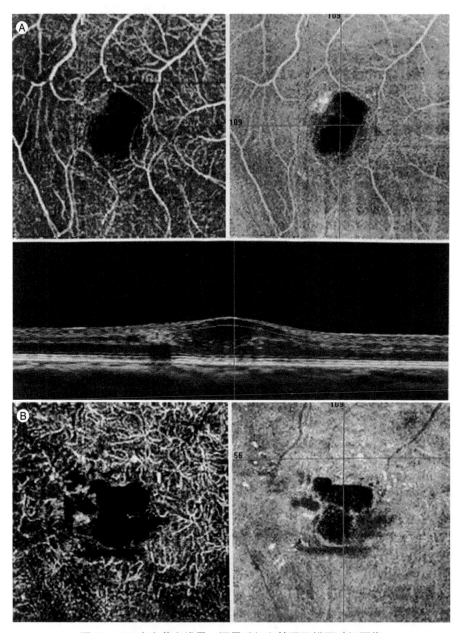

图 19　DME 患者黄斑浅层、深层毛细血管网及拱环破坏图像

注：A. 浅层毛细血管网；B. 深层毛细血管网。

22. DME 微视野检查特征

患者，女，患糖尿病 25 年，右眼糖尿病视网膜病变伴 DME（图 20）。右眼底彩像显示黄斑水肿，已行 PRP 治疗，左眼底正常（图 21）。

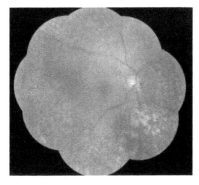 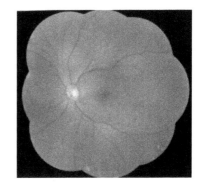

图 20　患者右眼糖尿病视网膜病变伴　　　图 21　患者左眼正常眼底
　　　DME（彩图见彩插 9）　　　　　　　　（彩图见彩插 10）

OCT 显示：右眼黄斑区明显增厚，中心凹隆起，视网膜神经上皮层脱离，左眼正常（图 22）。

患者微视野分析：右眼各点光阈值及光阈值地图主要为红色和黄色，明显异常。

黄斑完整性评估：根据总的结果和正常人数据库的对比，接近红色为异常，接近绿色为正常，黄色为可疑，该患者的黄斑完整性是显著异常的，100 个人中，位于第 100 位，而平均阈值也在异常范围。

阈值直方图分析：右眼所有测试点出现相应阈值的频数，绿色的波峰代表正常人群的阈值所在区域，患者的阈值普遍偏低

（图23A）。左眼以上数值基本在正常范围（图23B）。

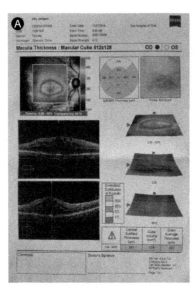
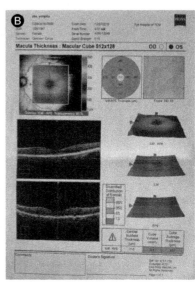

图22　糖尿病患者 OCT 图像（彩图见彩插11）

注：A. 右眼；B. 左眼。

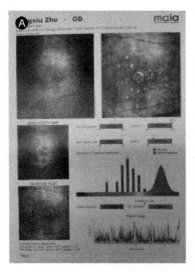
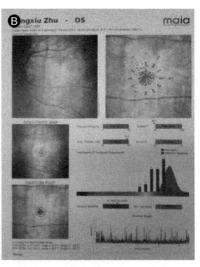

图23　糖尿病患者微视野图像（彩图见彩插12）

注：A. 右眼；B. 左眼。

糖尿病黄斑水肿的传统治疗方法及治疗进展

23. DME 全身治疗的重要性

糖尿病是全身代谢性疾病，视网膜血管病变、肾脏微血管病变、周围神经病变等均为糖尿病并发症。因此，全身相关疾病（如高血压、血脂代谢异常、肾脏疾病等）或血糖控制不良，以及肥胖、吸烟等对糖尿病视网膜病变和 DME 的影响不可低估。在治疗 DME 的同时良好控制与视网膜血管病变有关的全身疾病显得尤为重要。

（1）控制高血糖

血糖控制水平是预测糖尿病视网膜病变的重要因素。DCCT 研究了血糖控制和糖尿病血管并发症的关系，结果显示：严格控制血糖可以使视网膜血管病变的发生率降低 76%，可延缓 54% 的早期视网膜病变向严重视网膜病变进展。降低糖化血红蛋白水

平与控制糖尿病视网膜病变的进展有直接关系。在 UKPDS 研究
中，严格控制血糖治疗组与传统治疗组相比，视网膜病变进展的
危险性降低了 21%，激光治疗的必要性降低了 29%。流行病学和
临床研究证据都证实了严格的血糖控制、保持接近正常的糖化血
红蛋白水平对糖尿病视网膜病变的发展具有潜在的长期效应。

（2）控制高血压

高血压被认为是糖尿病发生视网膜病变的危险因素。WESDR
和 UKPDS 研究都显示高血压可以增加糖尿病视网膜病变以及
DME 的危险性。在 UKPDS 的研究中，严格的血压控制可以使微
血管疾病的危险性降低 37%，视网膜病变进展率降低 34%，动脉
收缩压每降低 10mmHg 可以使视网膜病变风险降低 10%。

（3）控制高血脂

血脂代谢异常是糖尿病视网膜病变和 DME 的危险因素。
当患者有严重的高脂血症时，血液中大量的脂蛋白从毛细血管
中渗出，累及视网膜和黄斑区，则可严重影响视力。WESDR 和
ETDRS 研究提示：三酰甘油、高血清胆固醇与视网膜硬性渗出相
关，低密度脂蛋白胆固醇升高可以增加脂质渗出和视力下降的风
险。Gupta 等报道，口服降脂药物可以缓解视网膜水肿和脂质渗出。

（4）调整饮食结构的必要性

众所周知，无论是高血压、高血糖和高血脂，只依靠药物
治疗是不能解决问题的，也是不全面的，严格的饮食控制至关重
要，如严格控制碳水化合物的摄入总量、低盐和低脂饮食、适当
增加蔬菜和水果、粗细搭配等。总之，有效的饮食结构调整及合

理的药物治疗才是治疗糖尿病视网膜病变和 DME 的关键。

24. DME 传统激光治疗——ETDRS 方法

激光光凝是 DME 和糖尿病视网膜病变治疗的经典方法。早在 1985 年，糖尿病视网膜病变早期治疗研究组（ETDRS）对激光治疗糖尿病视网膜病变和 DME 的疗效已有详细的描述。

ETDRS 是一个随机的多中心的前瞻性临床研究，其目的是评估 DME 激光治疗的价值。研究中对有黄斑水肿伴有轻度糖尿病视网膜病变患者（2998 眼）中的 1508 眼进行了激光光凝，结果表明：丧失 15 个字母或更多字母的眼接受局部光凝治疗的眼视力是未接受治疗的一半，视力提高 6 个或更多字母的百分率明显比未接受激光治疗者高。同时，对具有临床意义的黄斑水肿的 350 眼进行进一步分析，发现即刻光凝组 35% 呈现黄斑中心区视网膜增厚，而延迟光凝组 63% 呈现黄斑中心区视网膜增厚，两组差异有统计学意义。

ETDRS 研究组的结果分别发表在 Arch Ophthalmol[1985,103（12）：1796-1806] 和 Ophthalmology[1987，94（7）：761-774] 杂志上。此后，在糖尿病视网膜病变及 DME 的激光治疗上，全球的眼科同道基本上遵循该研究结果和治疗原则，并沿用至今。

ETDRS 治疗 DME 的激光光凝时机及原则分为两种情况：

（1）局限性黄斑水肿

视力在 0.5 或以上时，应做局部光凝治疗或严密观察。局部光凝仅在微血管瘤或扩张的毛细血管上直接光凝，光凝范围局限且效果好，光斑直径选择在 50 ～ 100μm，曝光时间为 0.05 ～ 0.10s。理想的激光斑是微血管变白或变暗。

（2）弥漫性黄斑水肿

视力小于 0.5 时，则采用环形格栅光凝（图 24）或 C 形格栅光凝（图 25），位于黄斑中心的上、下和颞侧，光斑直径选择在 50 ～ 100μm，曝光时间为 0.05 ～ 0.10s，理想的激光斑是色素上皮轻微变白，光斑间隔 1 个光斑距离，内圈距中心凹 500μm 或视盘边缘 500μm 以内，外围可以扩大到黄斑区 2 个视盘直径大小。

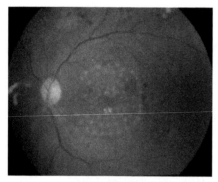 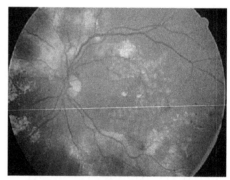

图 24　弥漫性黄斑水肿环形光凝　　　　图 25　弥漫性黄斑水肿 C 形光凝
（彩图见彩插 13）　　　　　　　　　　（彩图见彩插 14）

（3）黄斑区缺血性病变或增殖性病变不适合采用光凝治疗

ETDRS 研究均采用氩绿或氪黄激光，Ⅰ～Ⅱ级光斑的功率。

值得注意的是，ETDRS 研究显示糖尿病视网膜病变与 DME 同时存在时，原则上应当先行 DME 光凝，然后根据 4∶2∶1 规则进行全视网膜光凝（即 4 个象限严重的视网膜出血，每个象限出血点多于 20 个；2 个象限的视网膜静脉串珠样改变；任何 1 个象限视网膜内微血管异常）。

根据 ETDRS 资料分析：以上 3 项中有其中之一者，1 年内进展为高危增殖性视网膜病变的为 17%，3 年内进展为高危增殖性视网膜病变的为 44%；具有两种病症者 1 年内有 75% 进展至 PDR，为极高危患者。因此，这一时期是进行全视网膜光凝（PRP）的关键时期，也是处理 DME 的重要时期。

关于全视网膜光凝（PRP）适应证的选择及治疗理念的转变：

1）规范的 PRP 方法：适应证的选择

①增生前期糖尿病视网膜病变（符合 4-2-1 规则）；②增生期糖尿病视网膜病变（PDR）；③眼底荧光血管造影显示广泛的视网膜非灌注。

2014 年国内眼底病学者对糖尿病视网膜病变行 PRP 治疗的问题取得了共识：①对 NPDR：根据糖尿病视网膜病变的程度、是否合并黄斑水肿决定、是否选行激光治疗。对于未合并黄斑水肿的 DR 不建议行 PRP 治疗，ETDRS 研究结果显示，进行早期 PRP 比推迟光凝治疗更容易进展到中度视力下降。② NPDR 如合并临床有意义的 DME 进行光凝，可以减少 5 年内视力严重下降的风险，一般先行黄斑局部光凝，推迟 PRP。③ PRP 只在发生重度 NPDR 或 PDR 时进行，这种方式是降低中等程度视力下降最有效的战略布局。对 NPDR 早期行 PRP 光凝显示出对视力的不利影响和视野缩小。

规范的 PRP 方法：PRP 治疗一般分 2 ～ 4 次完成，点阵激光可一次完成。激光范围：鼻侧距离视盘≥ 500μm，颞侧距离黄斑中心＞ 3 000μm，上下不超过颞侧血管弓1 ～ 3 个光斑直径（图 26）。

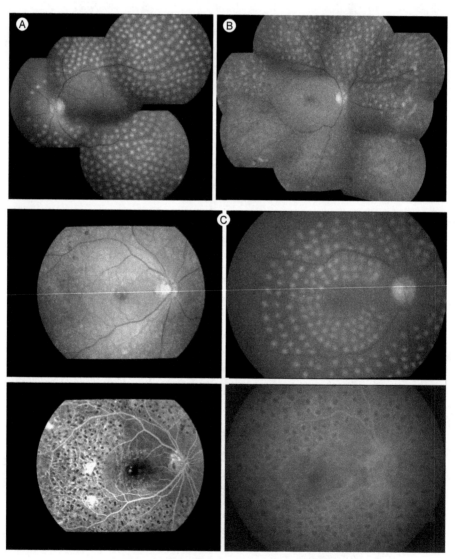

图 26　规范的 PRP 及黄斑激光治疗示意图（彩图见彩插 15）

注：A. 左眼；B. 右眼；C. 右眼彩图及荧光血管造影。

PRP 具体方法：①光斑大小（视网膜上）：200～500μm；②曝光时间：0.1～0.3 s；③曝光强度：轻度灰白色（即2～3级反应）；④光斑间隔：间隔1～2个光斑直径；⑤延伸程度：血管弓开始至少到赤道部；⑥激光斑总数：一般为1200～1600；⑦波长选择：绿色、黄色或红色。

2）不规范的 PRP 方法带来的后果

加速糖尿病视网膜病变的进展，使黄斑水肿加重视力下降或丧失，视野缺失，暗适应下降，严重者可造成视网膜下或脉络膜新生血管形成（图 27、图 28）。

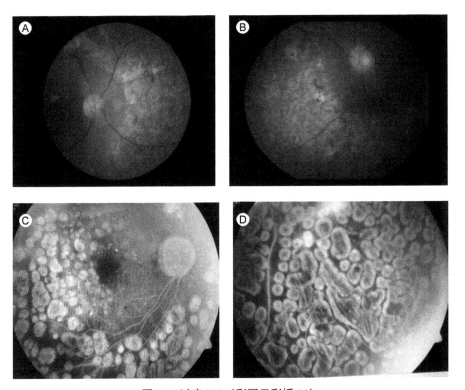

图 27　过度 PRP（彩图见彩插 16）

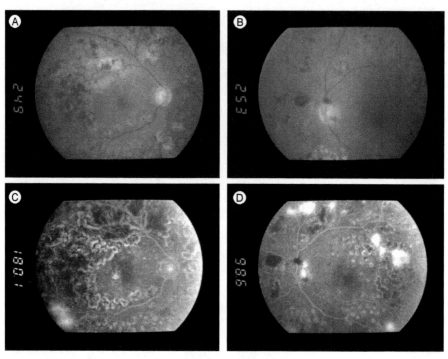

图 28　PRP 不足（彩图见彩插 17）

25. DME 改进的激光治疗方法

2012 年，随着眼科设备的更新和仪器的改进，出现了域下微脉冲黄斑光凝，应用的是半导体激光，其输出的功率更低，由于其作用仅限于视网膜色素上皮细胞水平，对神经视网膜组织损伤较小，使用的微脉冲激光对黄斑组织损伤更小，减少了普通激光的许多并发症。但是打激光的方法和原则依然是沿用 ETDRS 的方法。

尽管 ETDRS 激光方法在临床上已经应用了 30 多年，治疗了无数 DME 患者，并取得了较好的疗效，但是临床研究长期观察显示，在治疗中仍有 35% 的患者 1 年后存在 DME，仍有 24% 的患者 3 年后存在 DME，约 40% 的患者在 1 年内需要重复治疗。

2011 年，DRCR-net 临床研究正是总结了以上经验，对 EDTRS 的方法进行了改进，该研究更加详细地阐述了黄斑光凝的范围和具体参数，并对激光联合抗 VEGF、激光联合曲安奈德的治疗效果进行了评价。

DRCR-net 改良的 ETDRS 方法：

（1）局部光凝

1）距离黄斑中心 500 ～ 3000μm 范围内，直接针对视网膜增厚区的微动脉瘤进行光凝。

2）首轮上述光凝后，若侵犯黄斑中心的水肿持续存在，可在距离黄斑中心 300 ～ 500μm 范围内，对视网膜增厚区的微动脉瘤进行激光光凝。

3）光斑大小为 50 ～ 60μm，曝光时间为 0.05 ～ 0.10s，波长为绿光 - 黄光。

4）激光光斑性状：微动脉瘤颜色改变或在微动脉瘤下至少有中度烧灼反应。

（2）格栅光凝

1）距离黄斑中心上方、下方、鼻侧 500 ～ 3000μm，颞侧 500 ～ 3500μm 范围内，无微动脉瘤区域进行光凝。

2）激光斑之间的间隔为激光斑宽度的 2 ～ 3 倍。

3）光斑大小为 50 ～ 60μm，曝光时间为 0.05 ～ 0.10s。

（3）轻度黄斑格栅光凝

1）间隔 2 ～ 3 个光斑距离，无论微动脉瘤是否存在。

2）共计 200 ～ 300 个 50μm 光斑（包括未增厚的视网膜）。

激光治疗的并发症。激光治疗在选择好适应证的情况下，是公认的治疗糖尿病视网膜血管病变及 DME 的首选手段，但无论是 ETDRS 激光方法还是改良的激光方法，其激光的特性都会产生一些并发症。常见的并发症有：误伤黄斑中心凹、短期内黄斑水肿加重视力下降、全视网膜光凝后视野缩小、视网膜出血、视网膜电流图改变、一次过度光凝（1000 点以上）引起视网膜脉络膜脱离、瞳孔缘损伤以及急性闭角性青光眼等。严格掌握激光适应证及规范操作是防止并发症的关键。

26. 传统激光治疗视网膜血管病变受到挑战

2015 年国外学者对不适合进行 PRP 治疗的轻度、中度糖尿病视网膜病变尝试应用雷珠单抗治疗，观察雷珠单抗对糖尿病视网膜病变严重程度和发展的长期影响（RISE 和 RIDE 研究），1 年结果显示：雷珠单抗可以改善轻度、中度糖尿病视网膜病变的严重程度及延缓病情进展，雷珠单抗治疗有助于视网膜硬性渗出的吸收及减轻黄斑水肿，有助于玻璃体及视网膜出血的吸收，能够延缓 PRP 的治疗时间。这为糖尿病视网膜病变及 DME 的治疗提供了新的思路（图 29）。

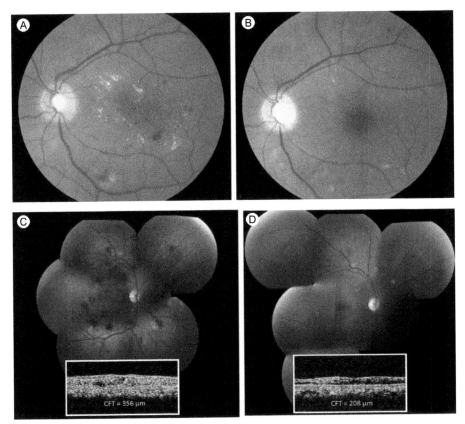

图 29 轻度、中度 DR 及 DME 雷珠单抗治疗前后对比（彩图见彩插 18）

注：应用雷珠单抗治疗后视网膜出血及硬性渗出明显吸收。OCT 显示黄斑水肿减轻。A，C：治疗前；B，D：治疗后。引自：① Domalpally A，Ip MS，Ehrlich JS. Effects of intravitreal ranibizumab on retinal hard exudate in diabetic macular edema: findings from the RIDE and RISE phase III clinical trials. Ophthalmology，2015，122（4）：779-786. ② Ip MS，Domalpally A，Sun JK，et al. Long-term effects of therapy with ranibizumab on diabetic retinopathy severity and baseline risk factors for worsening retinopathy. Ophthalmology，2015，122（2）：367-374.

27. DME 的糖皮质激素治疗

糖皮质激素治疗 DME 源于黄斑水肿的病理生理学机制，糖尿病视网膜血管通透性改变的病理学机制可以归因于炎症（白介素 6、白介素 8、细胞黏附因子、肿瘤坏死因子等）及 VEGF 的过度表达，尤其是糖尿病患者视网膜毛细血管内白细胞的淤滞，激素通过抑制 VEGF、细胞外基质金属蛋白酶的表达，下调细胞间黏附分子的表达以及减少前列腺素的释放来调节血管通透性，同时通过加强血管内皮细胞的紧密连接改善屏障功能。

目前已有大量的临床证据支持眼内应用激素治疗 DME 的效果。正是应用激素的直接抗炎作用和稳定血管内皮屏障、调节血管通透性的作用，减少毛细血管渗漏，达到治疗 DME 的目的。

由于全身应用激素对糖尿病患者来说会带来许多不良反应，局部或眼球周给药对视网膜后极部及黄斑很难达到有效的药物浓度，玻璃体腔注射激素才被用来治疗 DME。

（1）长效激素 - 曲安奈德的应用

2002 年，Greenberg 首先报道了应用曲安奈德混悬液 0.1ml 玻璃体腔注射治疗黄斑水肿，2004 年获得美国 FDA 批准将其广泛应用于治疗葡萄膜炎黄斑水肿、视网膜静脉阻塞黄斑水肿、老年黄斑变性黄斑水肿等。2004 年美国 ARVO 会议上报告了 93 篇应用曲安奈德治疗黄斑水肿的文献，其中有 92% 应用于治疗 DME，取得了较好疗效。当时推荐的应用方案及治疗流程如下（图 30）。

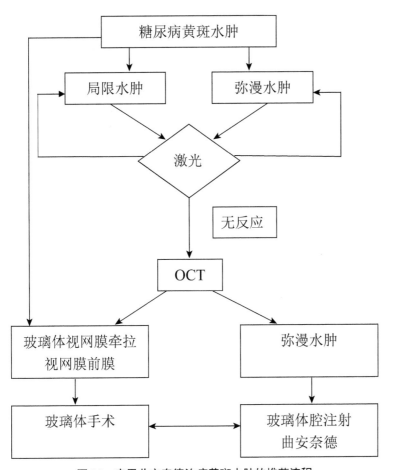

图 30　应用曲安奈德治疗黄斑水肿的推荐流程

注：DME 患者对局限或弥漫黄斑性水肿先行激光光凝，如激光反应不佳或无效时行 OCT 检查，如发现仍为弥漫性黄斑水肿，则行玻璃体腔曲安奈德注射。OCT 检查如发现存在玻璃体视网膜牵引或视网膜前膜，则行玻璃体切割术，可联合曲安奈德玻璃体腔注射。

　　随着曲安奈德广泛应用于治疗 DME，2005—2008 年国外有大量文献报道，证实曲安奈德对消除 DME 有效，一般注射后 1 周起效，维持 1 ～ 3 个月。国内《中华眼底病杂志》2005 年第 4 期发表的 15 篇有关曲安奈德治疗 DME 的文章显示，其总有效率为 68% ～ 83%。国外文献报道的观察时间一般为注射后 3 个月、6 个月、12 个月、2 年。对曲安奈德注射的剂量也进行了改进，由最初的 4.0mg 改为 2.0mg、1.0mg。文献研究发现：对玻璃体腔注射曲安奈德 4.0mg 和 1.0mg，消除黄斑水肿的效果无大差别，而曲安奈德的不良反应却大大减少，因此，目前临床上应用玻璃体腔注射曲安奈德治疗 DME 推荐的剂量为 1.0mg。注射间隔为 6 ～ 12 周，用于治疗弥漫性 DME 或顽固性 DME，或作为激光治疗前的准备（先消除水肿，再行格栅光凝），或用于其他药物效果欠佳时，或联合其他药物治疗。而对于局限性 DME，仍然首选激光光凝（ETDRS 方法）。

由于曲安奈德治疗需要玻璃体腔注射，临床上有一定的操作风险，国外学者尝试了上方 Tenon 囊下注射：应用一个特制的弯针头，由上方结膜进针，沿上方巩膜表面过赤道部进入球后，将曲安奈德注射于眼球后极部及黄斑区周围，注射剂量一般为 20 ～ 40mg，可 2 ～ 3 个月注射一次。文献研究显示：该方法对 DME 有一定疗效，最大优点是避免了眼内注射的并发症。但是，在对玻璃体腔注射曲安奈德和 Tenon 囊下注射曲安奈德的对比研究中，前者消除黄斑水肿的疗效更好。Tenon 囊下注射曲安奈德的剂量较大，但术后发生高眼压及青光眼的比例与玻璃体腔注射差别不大。

（2）缓释剂的出现及临床应用

DRCR（2008）临床研究将 693 例（840 眼）DME 患者，随

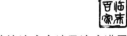

机分为激光治疗组和玻璃体腔注射曲安奈德组，对比分析 2 年。结果发现，曲安奈德治疗 DME 短期疗效好（4 个月内），而 2 年结果显示激光治疗组平均视力好于曲安奈德组。提示玻璃体腔注射曲安奈德治疗 DME 患者在短期内提高视力和降低视网膜中央厚度是有效的，但效果不能持久。因此，临床上出现了激素缓释剂，通过缓慢释放激素的方法试图取得更长时间的临床效果。

1）地塞米松缓释系统（Ozurdex）

地塞米松是一种作用效果很强的糖皮质激素，临床上广泛应用于治疗葡萄膜炎和黄斑水肿，常用结膜下注射、球周注射或全身给药，虽然玻璃体腔可以注射地塞米松，但药物的作用时间非常短，在眼内的半衰期大约为 3 小时。Ozurdex 通过逐步释放的方式可以向玻璃体腔输送总量为 700μg、350μg 的地塞米松，有效药物浓度可以维持 6 个月。美国的两个大型、双盲三期临床试验研究证实：DME 患者或视网膜静脉阻塞黄斑水肿患者应用 Ozurdex 和对照组比较，视力提高和中心视网膜厚度减低最早发生在用药后 1 周，视网膜厚度减低的最大值发生在用药后 12 周，以后逐渐下降，可以持续 6 个月之久。基于 Ozurdex 治疗黄斑水肿的有效性和安全性，2009 年美国 FDA 批准 Ozurdex 用于治疗黄斑水肿，也是临床上第一个用来治疗 DME 的激素缓释剂。

2）醋酸氟轻松缓释剂（Retisert）

由美国博士伦公司研发的氟轻松植入物，FDA 批准以 0.59mg 氟轻松治疗慢性非感染性葡萄膜炎，一次植入玻璃体腔可以持续释放氟轻松 30 个月之久。一项为期 3 年的前瞻性、单盲、有对照、多中心临床试验研究显示：197 例 DME 患者玻璃体腔植入氟轻松和激光治疗组对比，视力提高 3 行以上者 1 年为 16.4%，2 年为 31.8%，3 年为 31.1%；对照组分别为 8.1%、9.3%、20.0%。中心视网膜厚度无增加的患者比例为 72% *vs.* 22%，DME 程度明显减轻。但是也发生了明显的不良反应，其中眼压升高 30mmHg 以上者为 61.4% *vs.* 5.8%；33.8% 的患者需要执行抗青光眼手术；需要白内障手术者为 90% *vs.* 20%。如此高的不良反应发生率限制了醋酸氟轻松缓释剂在治疗 DME 中的应用。

3）ILUVIEN

ILUVIEN 为近几年研发的另一个氟轻松缓释剂。ILUVIEN 一次注射可以持续释放氟轻松长达 3 年。治疗 DME 的三期临床试验分为两个组，即 FAME-A 组：由美国、加拿大、欧盟、印度等 49 个研究单位组成；FAME-B 组：由美国、欧盟、印度等 52 个研究单位组成。进行前瞻、随机、双盲、多中心、对照临床研究。选择 DME 大于 3 年的患者，玻璃体腔内植入氟轻松后，控制每日的释放量为 0.2μg 和 0.5μg。观察 3 年结果显示，最佳矫正视力和中心视网膜厚度与对照组比较差异均有统计学意义，并发症较 Retisert 减少。目前许多欧洲国家将 ILUVIEN 作为治疗 DME 的二线用药。

FAME 研究组 3 年研究结果：最佳矫正视力和平均中心凹厚度与对照组比较均有较大改善（图 31）。

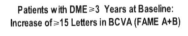

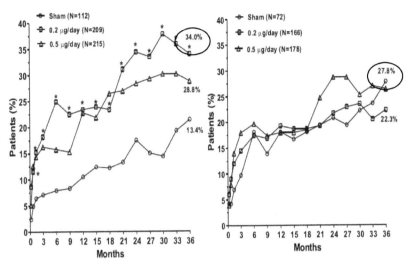

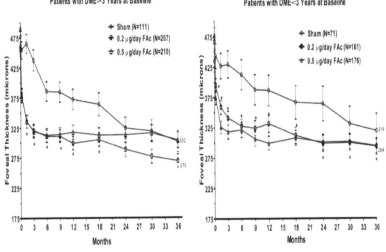

图 31   FAME 研究 A+B 组：最佳矫正视力和黄斑中心凹厚度 3 年结果

（3）使用糖皮质激素的主要问题及临床应用前景

糖皮质激素作为激光治疗 DME 的辅助手段在临床上已广泛应用。但是，由于它的并发症和作用时间有限，大大限制了其应用范围。眼内应用糖皮质激素的主要并发症（青光眼、白内障及无菌性眼内炎等）。因此，国外学者（尤其是欧洲学者）将糖皮质激素作为治疗 DME 的二线药物，主要应用于长期的弥漫性 DME、顽固性 DME、反复多次应用抗 VEGF 药物效果不佳者或联合激光或联合其他药物治疗等。总之，糖皮质激素药物只要应用方法得当，仍然是治疗 DME 的重要辅助手段。

28. 抗 VEGF 治疗方法的出现及进展

激光和糖皮质激素治疗 DME 已有 20 年历史（1985—2005 年），直到 2006 年抗 VEGF 药物（雷珠单抗）的出现，最初抗 VEGF 药物是用来治疗老年黄斑变性黄斑水肿，2010 年以后其适应证被扩展应用于治疗视网膜静脉阻塞性黄斑水肿、高度近视黄斑区脉络膜新生血管和 DME。

目前临床上应用的抗 VEGF 药物主要有：

单靶点抗 VEGF 药物：如哌加他尼钠（Pegaptanib, Macugen）、贝伐单抗（Bevacizumab, Avastin）、雷珠单抗（Ranibizumab, Lucentis），这些药物能够抑制 VEGF-A 所有亚型与体内受体结合，而 VEGF-A 是引起老年黄斑变性及脉络膜新生血管的主要靶点。

多靶点抗 VEGF 药物：如阿柏西普（Aflibercept，Eylea）和康柏西普（Conbercept，KH-902）。这些药物除抑制 VEGF-A 及其亚型外，还能够抑制 VEGF-B 和 PIGF，更好地达到治疗脉络膜新生血管及黄斑水肿的目的。

　　单靶点药物以雷珠单抗为代表，治疗 DME 的临床研究最多，观察时间最长（已达 5 年）。

　　（1）雷珠单抗（Lucentis）是人源化 VEGF 重组鼠单克隆抗体片段

　　它的作用机制是竞争性的与 VEGF-A 所有类型异构体结合，而抑制 VEGF 与体内受体的结合，从而减轻 DME 的脂质渗出和毛细血管渗漏，减少新生血管形成。目前已完成的多中心、随机、有对照或双盲临床研究有 12 项。这些研究均证实了雷珠单抗在治疗 DME 中可以显著减轻黄斑和视网膜水肿，减少出血及渗出，提高及稳定患者视功能。雷珠单抗治疗 DME 临床研究汇总见图 32。

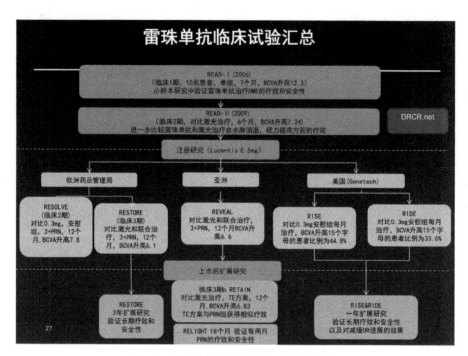

图 32　雷珠单抗治疗 DME 临床研究汇总

（2）阿柏西普（Eylea）和康柏西普（Conbercept）治疗 DME

阿柏西普是一种重组融合蛋白，由人 VEGF 受体 1 的免疫球蛋白样区域 2 和 VEGF 受体 2 的免疫球蛋白样区域 3 融合到人 IgG1 的 Fc 段所组成，能与 VEGF-A、VEGF-B、PIGF 等多靶点结合，达到减少毛细血管渗漏和抑制新生血管形成的目的。

中国自主研发的抗 VEGF 药物康柏西普也是重组人 VEGFR- 抗体融合蛋白，由人 VEGF 受体 1 中的免疫球蛋白样区域 2 和 VEGF 受体 2 中的免疫球蛋白样区域 3 和 4 与人的免疫球蛋白 Fc 片断经过融合而成。与阿柏西普相似，康柏西普也可以与 VEGF-A 所有亚型、VEGF-B、PIGF 等多个受体结合来阻

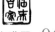

断 VEGF 与血管内皮细胞表面受体结合，从而减少毛细血管渗漏和抑制新生血管形成。但不同之处是康柏西普包含了一个 VEGFR-2 中的 Ig 样区域 4，此结构可以有效增加二聚作用，从而使其更好地与 VEGF 结合。其与阿柏西普相比具有亲和力高、分解 VEGF 速率降低、细胞外基质的黏附性减少等特点，使其在眼内的半衰期延长，从而增加了药物在眼内的作用时间。

（3）抗 VEGF 药物治疗 DME 临床应用模式

目前所有雷珠单抗大型 RCT 研究中采用的治疗方式包括：①每月注射一次，直至黄斑水肿消退；②每月注射一次连续 3 个月，以后根据情况按需治疗；③每月注射一次，连续 3 个月，然后改每 2 个月注射一次或按需治疗；④每月注射一次，连续 4～6 个月，然后按需治疗。值得注意的是，目前所有的 DME 治疗模式都不是完美的，需要在临床上摸索更好的方式，强调 DME 的个体化治疗是值得推荐和明智的治疗方法。

（4）新药 Fovista（抗 PDGF-B）的临床应用前景

在新生血管生成过程中，除了 VEGF 和 PIGF 的作用外，PDGF 也是一个重要的关键靶点。PDGF-B 是由多肽链硫化物的二聚体分子组成的同源二聚体，可以与周细胞的二聚蛋白酪氨酸激酶受体结合，对周细胞的生存至关重要。Fovista 是抗 PDGF-B 的寡核苷酸适配子，通过诱导周细胞的脱落，提高内皮细胞对抗 VEGF 药物的敏感性，联合应用抗 VEGF 药物不但可以抑制内皮细胞形成新生血管，同时还可以抑制新生血管的周细胞成熟，增强对抗

VEGF 药物治疗的敏感性,从而减少毛细血管渗漏及新生血管的形成。Fovista 为治疗脉络膜新生血管及黄斑水肿开辟了新的途径,目前该药已经进入三期临床试验,期待很快能够用于 DME 的治疗。

(5)抗 VEGF 药物应用的主要问题及潜在风险

抗 VEGF 药物应用于临床治疗新生血管性眼病已有 10 年,用来治疗 DME 也超过了 5 年,大量的循证医学临床研究证实了抗 VEGF 药物在治疗 DME 中的效果。目前存在的主要问题是:①药物的半衰期短,在眼内存留及有效作用时间不够长,需要每月注射一次;②对高龄老年患者,尤其是患有高血压、心脑血管疾病的患者需谨慎用药;③眼内注射的并发症不容忽视,如眼压升高、细菌性眼内炎、玻璃体积血、视网膜脱离等;④价格昂贵,患者自己承担的费用高。

另外,抗 VEGF 药物长期应用还存在一些潜在风险,如眼内注射后部分药物进入血循环可引起另一只眼血管的变化,或引起心脑甚至全身血管的变化;长期注射抗 VEGF 药物抑制 VEGF-A 及全部亚型是否会影响血管生成及眼神经功能?长期应用同一种药物是否会引起抗原 - 抗体反应,影响药物的效果?这些问题需要引起临床眼科专家的关注和重视。

29. 药物联合激光或糖皮质激素联合抗 VEGF 药物是治疗 DME 的合理选择

糖尿病是一个终生疾病,DME 的治疗需要一个长期、艰难

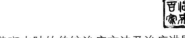

的过程。传统激光治疗尽管有一些并发症，但应用得当仍然是一种有效的治疗方法；糖皮质激素治疗能够短期改善 DME 的症状和提高视力；抗 VEGF 治疗需要每月注射一次，费用高、注射风险大。因此，探讨新的治疗方法仍然是今后的主要任务。当前临床工作者主张的联合治疗是 DME 治疗的合理选择。常用的联合方式有：①抗 VEGF 药物联合黄斑激光；②糖皮质激素联合黄斑激光；③抗 VEGF 药物联合糖皮质激素；④抗 VEGF、糖皮质激素、黄斑激光三者联合应用；⑤单靶点抗 VEGF 药物与多靶点抗 VEGF 药物互换；⑥抗 VEGF 药物、糖皮质激素或激光联合玻璃体手术。

临床上大量的 RCT 研究证实：这些联合治疗方法能够有效提高 DME 的治疗效果，减少了抗 VEGF 药物的用量及注射次数，延长注射的间隔时间，黄斑水肿消退后进行局部光凝或格栅光凝减少了激光的并发症，提高了疗效。

四个 RCT 研究雷珠单抗联合激光和曲安奈德治疗 DME 的最佳矫正视力和黄斑厚度改善 12 个月至 5 年的结果见表 9。

表9 雷珠单抗治疗糖尿病黄斑水肿前瞻性随机临床试验结果小结

	READ-2[23] (N = 126)	RESOLVE[5] (N = 151)	RESTORE[4] (N = 345)	DRCR.net protocol I[11] (N = 691)
Study design and duration	Phase II RCT, 36 months[a]	Phase II RCT, 12 months	Phase III RCT, 12 months	Phase III RCT, 60 months[b]
Study treatment	RBZ 0.5mg (n = 42) RBZ 0.5mg + laser (n = 42)	RBZ 0.3/0.6 mg PRN (n = 51) RBZ 0.5/1.0 mg PRN (n = 51)	RBZ 0.5 mg PRN (n = 116) RBZ 0.5 mg PRN + laser (n = 118)	RBZ 0.5 mg PRN + prompt laser (n = 187)[c] RBZ 0.5 mg PRN + deferred laser (n = 188)[c]
Comparator	Laser months 0–6; eligible ranibizumab after month 6 (n = 42)	Sham injection PRN (n = 49)	Laser PRN (n = 111)	Triamcinolone 4 mg PRN + prompt laser (n = 186)[c] Sham injection PRN + prompt laser (n = 293)[c]
Mean number of ranibizumab injections	RBZ 0.5mg: 4 RBZ 0.5mg + laser: 2	RBZ pooled: 10.2	RBZ 0.5 mg: 7.0 RBZ 0.5 mg + laser: 6.8	RBZ 0.5mg + prompt laser: 8[d] RBZ 0.5mg + deferred laser: 9[d]
BCVA change from baseline	*Month 6:* RBZ 0.5mg: +7.24 (P = 0.0001) RBZ 0.5mg + laser: +3.8 (P = 0.08) Laser: –0.43	*Month 12:* RBZ pooled: +10.3 (P < 0.0001) Sham: –1.4	*Month 12:* RBZ 0.5 mg: +6.8 (P < 0.0001) RBZ 0.5 mg + laser: +6.4 (P = 0.0004) Laser: +0.9	*Month 12:* RBZ 0.5 mg + prompt laser: +9 (P < 0.001) RBZ 0.5 mg + deferred laser: +9 (P < 0.001) Triamcinolone + prompt laser: +4 (P = 0.31) Sham + prompt laser: +3
BCVA mean average change from baseline to month 12	NR	RBZ pooled: 7.8 (P < 0.0001) Sham: –0.1	RBZ 0.5 mg: +6.1 (P < 0.0001) RBZ 0.5 mg + laser: +5.9 (P < 0.0001) Laser: +0.8	NR
Patients gaining 15 letters (%)	RBZ 0.5mg: 22 RBZ 0.5mg + laser: 8 Laser: 0	RBZ pooled: 32.4 Sham: 10.2	RBZ 0.5 mg: 22.6 RBZ 0.5 mg + laser: 22.9 Laser: 8.2	RBZ 0.5 mg + prompt laser: 30 RBZ 0.5 mg + deferred laser: 28 Triamcinolone + prompt laser: 21 Sham + prompt laser: 15
CRT change from baseline	*Month 6:* RBZ 0.5mg: –106.3 μm[b] (P < 0.0001) RBZ 0.5mg + laser: –117.2 μm[b] (P < 0.0001) Laser only: –82.2 μm[b] (P = 0.003)	*Month 12:* RBZ pooled: –194.2 μm (P < 0.0001) Sham: –48.4 μm	*Month 12:* RBZ 0.5 mg: –118.7 μm (P = 0.0002) RBZ 0.5 mg + laser: –128.3 μm (P < 0.0001) Laser: –61.3 μm	*Month 12:* RBZ 0.5 mg + prompt laser: –131 μm (P < 0.001) RBZ 0.5 mg + deferred laser: –137 μm (P < 0.001) Triamcinolone + prompt laser: –127 μm (P < 0.001) Sham + prompt laser: –102 μm

30. 微创玻璃体手术治疗 DME 的临床价值

微创玻璃体手术已广泛应用于治疗糖尿病视网膜病变玻璃体积血、糖尿病增殖性视网膜病变、牵拉性视网膜脱离。而 DME 的治疗目前首选药物治疗，只在一些特定的情况下选择微创玻璃体手术治疗：

① OCT 证实 DME 伴有黄斑牵拉。② OCT 证实 DME 伴有黄斑前膜。③顽固性 DME 长期应用药物治疗效果欠佳，且没有玻璃体后脱离或后脱离不完全患者。④ DME 伴有玻璃体混浊，无法应用 OCT 检查评估治疗效果。⑤ DME 伴有黄斑脱离或牵拉性视网膜脱离。⑥ DME 伴有黄斑裂孔。

微创玻璃体手术是治疗慢性、弥漫性、顽固性 DME 的有效手段，但是仅靠手术尚不能解决所有问题，常规的做法是在手术前或手术中同时应用药物治疗，如联合抗 VEGF 药物、联合糖皮质激素、术中或术后联合激光光凝治疗等。

糖尿病黄斑水肿治疗指南解读

31. DME 治疗指南的制定及遵循的原则

由于 DME 治疗的复杂性及长期性，其诊疗观念的理解及治疗方法的相对统一显得特别重要，近几年各国在治疗 DR 及 DME 方面撰写了许多诊疗指南（表 10），这些指南的制定遵循的原则包括两个方面：①在糖尿病视网膜病变治疗的基础上制定 DME 治疗指南。②指南制定过程中参考了大量的前瞻性、双盲及多中心临床研究的循证医学文献，依据这些研究结果制定出 DME 诊疗指南。

（1）激光治疗 DME 参考的主要循证医学文献（ETDRS 研究）

1）Photocoagulation for diabetic macular edema. Early Treatment Diabetic Retinopathy Study report number 1. Early Treatment Diabetic Retinopathy Study research group. Arch Ophthalmol, 1985, 103（12）：1796-1806.

2) Treatment techniques and clinical guidelines for photocoagulation of diabetic macular edema. Early Treatment Diabetic Retinopathy Study Report Number 2. Early Treatment Diabetic Retinopathy Study Research Group. Ophthalmology, 1987, 94 (7): 761-774.

3) Luttrull JK, Dorin G. Subthreshold diode micropulse laser photocoagulation (SDM) as invisible retinal phototherapy for diabetic macular edema: a review. Curr Diabetes Rev, 2012, 8 (4): 274-284.

(2) 糖皮质激素治疗 DME 参考的主要循证医学文献

1) Audren F, Lecleire-Collet A, Erginay A, et al. Intravitreal triamcinolone acetonide for diffuse diabetic macular edema: phase 2 trial comparing 4 mg vs 2 mg. Am J Ophthalmol, 2006, 142 (5): 794-799.

2) Pearson PA, Comstock TL, Ip M, et al. Fluocinolone acetonide intravitreal implant for diabetic macular edema: a 3-year multicenter, randomized, controlled clinical trial. Ophthalmology, 2011, 118 (8): 1580-1587.

3) Campochiaro PA, Brown DM, Pearson A, et al. Sustained delivery fluocinolone acetonide vitreous inserts provide benefit for at least 3 years in patients with diabetic macular edema. Ophthalmology, 2012, 119 (10): 2125-2132.

4) Pacella E, Vestri AR, Muscella R, et al. Preliminary results of an intravitreal dexamethasone implant （Ozurdex®） in patients with persistent diabetic macular edema. Clin Ophthalmol, 2013, 7: 1423-1428.

（3）抗 VEGF 药物治疗 DME 参考的主要循证医学文献

一级证据: Ranibizumab DRCR-net, RESTORE, RISE-RIDE 研究及 2 年结果。二级证据: Ranibizumab READ2, RESOLVE 研究及 Pegaptanib, Bevacizumab, Aflibercept 相关研究。

1) Nguyen QD, Shah SM, Khwaja AA, et al. Two-year outcomes of the ranibizumab for edema of the macula in diabetes （READ-2） study. Ophthalmology, 2010, 117 （11）: 2146-2151.

2) Massin P, Bandello F, Garweg JG, et al. Safety and efficacy of ranibizumab in diabetic macular edema （RESOLVE Study）: a 12-month, randomized, controlled, double-masked, multicenter phase II study. Diabetes Care, 2010, 33 （11）: 2399-2405.

3) Mitchell P, Bandello F, Schmidt-Erfurth U, et al. The RESTORE study: ranibizumab monotherapy or combined with laser versus laser monotherapy for diabetic macular edema. Ophthalmology, 2011, 118 （4）: 615-625.

4) Elman MJ, Bressler NM, Qin H, et al. Expanded 2-year follow-up of ranibizumab plus prompt or deferred laser

or triamcinolone plus prompt laser for diabetic macular edema. Ophthalmology，2011，118（4）：609-614.

表 10　部分国家制定的糖尿病视网膜病变及 DME 诊疗指南

出版者	标题	国家	出版日期 （最后更新）	适用人群
AAO	Preferred Practice Pattern	美国	2008 （2016）	眼科专家
RCO	Guidelines for Diabetic Retinopathy	英国	2005 （2012）	眼科专家
CDA	Retinopathy in：2008 Clinical Practice Guidelines for the Prevention and Management of Diabetes in Canada	加拿大	2008 （2012）	临床医师
NHMRC	Guidelines for the Management of Diabetic Retinopathy	澳大利亚	2008	临床医师
ICO	ICO Guidelines for Diabetic Eye Care	国际	2014	眼科专家
DMETGWG	Management Paradigms for Diabetic Macular Edema	澳大利亚	2014	眼科专家
中华眼科学会眼底病学组	糖尿病视网膜病变临床诊疗指南	中国	2014	临床医师

注：AAO：美国眼科学会；RCO：英国皇家眼科学会；CDA：加拿大糖尿病协会；NHMRC：澳大利亚国家健康医疗研究署；ICO：国际眼科委员会；DMETGWG：DME 治疗指南工作组。

32. ETDRS 激光 DME 治疗指南

ETDRS 指南总结：

1) Focal photocoagulatlon treatment of individual microaneurysms that fill with fluorescein and/or leak, as well as other points of leakage such as intraretinal microvascular abnormalities or short capillary segments.

2) Grid laser treatment of areas of thickened retina showing diffuse fluorescein leakage and/or capillary dropout.

（1）Focal 光凝

1）距离黄斑中心 500～3000μm 范围内，直接针对视网膜增厚区的微动脉瘤进行光凝。

2）首轮上述光凝后，若侵犯黄斑中心的水肿持续存在，可在距离黄斑中心 300～500μm 范围内，对视网膜增厚区的微动脉瘤进行激光光凝。

3）光斑大小：50～60μm，时间：0.05～0.10s，波长：绿光 - 黄光。

4）激光光斑性状：微动脉瘤颜色改变或在微动脉瘤下至少有灰色烧灼反应。

（2）Grid 光凝

1）距离黄斑中心上方、下方、鼻侧 500～3000μm，颞侧 500～3500μm，无微动脉瘤区域进行光凝。

2）激光斑之间的间隔为激光斑宽度的 2～3 倍。

3）光斑大小：50 ～ 60μm，时间：0.05 ～ 0.10s。

（3）轻度黄斑 grid 光凝（mild macular grid laser）

1）间隔 2 ～ 3 个光斑距离，无论微动脉瘤是否存在。

2）共计 200 ～ 300 个 50μm 光斑（包括未增厚的视网膜）。

33. 国际眼科（ICO）2014 年 DME 治疗指南

DME 治疗方案取决于黄斑中心凹是否受累及视力情况，OCT 提示黄斑中心凹受累且视力低于 0.5 者，首选抗 VEGF 治疗；黄斑中心凹未受累且视力大于 0.5 者选用局部激光光凝治疗。

ICO 推荐的 DME 治疗流程见图 33。

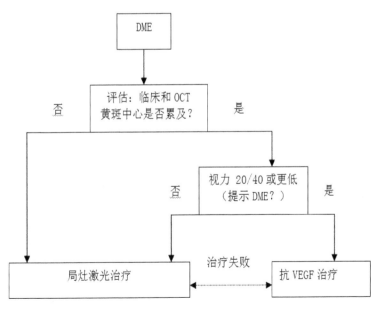

图 33 ICO 推荐的 DME 治疗流程

34. 英国皇家医学院（RCO）2012 年 DME 治疗指南

（1）局部或格栅光凝

遵循 ETDRS 原则。

格栅光凝：必要时光斑内圈距中心凹可调至 300μm。推荐 subthreshold micropulse diode laser therapy。

（2）糖皮质激素

依据 DRCR-net 3 年结果。

推荐 IVTA/ 光凝，关注 Ozurdex、ILUVIEN 并发症。

（3）抗 VEGF 药物

依据 READ-2，RESOLVE，RESTORE，DRCR-net。

推荐 Ranibizumab，Bevacizumab，Aflibercept （VEGF- Trap）Pegaptanib （Macugen）。

35. 英国 RCO（2012 年）Maculopathy 治疗建议

英国皇家医学院（RCO）2012 年 Maculopathy 治疗建议，具体建议见表 11。

表 11 英国 RCO 糖尿病黄斑病变治疗建议

VA	OCT 黄斑厚度	治疗建议
正常或减退		
大于 78 字母	< 250 μm	光凝渗漏点
78 ～ 24 字母	> 250 μm	抗 VEGF，视力好、能按时治疗 如反应不好，fluocinoloneimplant

续表

VA	OCT 黄斑厚度	治疗建议
78～24 字母	≥ 250 μm	抗 VEGF 或 IVTA，联合或不联合激光 或 fluocinoloneimplant 对其他治疗反应不好时
＜ 24 字母	≥ 250 μm	观察，对激光无反应或黄斑缺血 反复应用抗 VEGF 或激素要谨慎

注：抗 VEGF：1 次 / 月，连续 4～6 个月，然后 PRN，直到黄斑水肿消退，玻璃体 - 黄斑牵引 -玻璃体手术联合或不联合激光或激素。

36. 美国眼科学会（2016 年）DR 及 DME 治疗建议

美国眼科学会在 2008 年、2012 年 DR/DME 治疗的基础上，2016 年又进行了修订，增加了抗 VEGF 治疗 DR/DME 的原则及建议（表 12）。

表 12　美国眼科学会 2016 年推荐的 DR 及 DME 治疗建议

视网膜病变程度	黄斑水肿	随访（月）	全视网膜（播散 scatter）光凝	局部和（或）格栅光凝	玻璃体腔内抗 VEGF 药物
正常或轻微 NPDR	无	12	不需要	不需要	不需要
轻度 NPDR	无	12	不需要	不需要	不需要
	ME	4～6	不需要	不需要	不需要
	CSME	1	不需要	有时需要	有时需要
中度 NPDR	无	12	不需要	不需要	不需要
	ME	3～6	不需要	不需要	不需要
	CSME	1	不需要	有时需要	有时需要
重度 NPDR	无	4	有时需要	不需要	不需要
	ME	2～4	有时需要	不需要	不需要
	CSME	1	有时需要	有时需要	有时需要

续表

视网膜病变程度	黄斑水肿	随访（月）	全视网膜（播散 scatter）光凝	局部和（或）格栅光凝	玻璃体腔内抗VEGF药物
非高危PDR	无	4	有时需要	不需要	不需要
	ME	2～4	有时需要	不需要	不需要
	CSME	1	有时需要	有时需要	有时需要
高危PDR	无	4	推荐	不需要	备选治疗
	ME	4	推荐	有时需要	经常需要
	CSME	1	推荐	有时需要	经常需要

注：NPDR：非增殖性糖尿病视网膜病变；PDR：增殖性糖尿病视网膜病变；ME：黄斑水肿；CSME：临床有意义的黄斑水肿。

37. 加拿大眼科学会 DME 治疗指南

（1）ETDRS 定义的有临床意义的黄斑水肿

无黄斑中心增厚，首选局部光凝；伴黄斑中心增厚，首选抗VEGF（RBZ/BVZ）或联合局部光凝。

（2）二线用药：TA 或 fluocinolone implant。

（3）V-M 牵引选择玻璃体手术（DRVS：慢性、弥漫性DME 玻璃体切除有效）。

38. 澳大利亚眼科学会（2014 年）DME 治疗指南

（1）ETDRS 标准激光光凝

依据 DRCR-net-ETDRS 光凝、IVTA。

（2）IVTA（43 例，69 眼）

依据 2-year Australian RCT demonstrated benefit。可减轻黄斑

厚度、减少硬性渗出和改善视力，重复注射需间隔 6 个月（PRP/PDR 术前）。

（3）抗 VEGF 治疗

依据 Macugen、Avastin、Lucentis。

澳大利亚眼科学会推荐的 DME 治疗流程（图 34）：

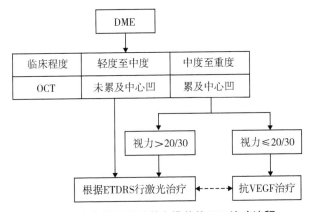

图 34　澳大利亚眼科学会推荐的 DME 治疗流程

注：轻度，后极部出现视网膜增厚或硬性渗出，但远离黄斑中心凹；中度，视网膜增厚或硬性渗出邻近黄斑中心凹，但未累及黄斑中心凹；重度，视网膜增厚或硬性渗出累及黄斑中心凹。

39. 中华眼科学会眼底病学组 DME 治疗指南

2014 年，中华眼科学会眼底病学组组织国内知名眼底病专家对中国 1987 年制定的 DR 及 DME 治疗流程进行了修订，参考了大量国内外糖尿病视网膜病变文献及流行病学调查资料，制定出了符合中国国情的 DR 及 DME 治疗指南。

中华医学会眼科学分会眼底病学组推荐的 DR/DME 治疗流程（图 35）。

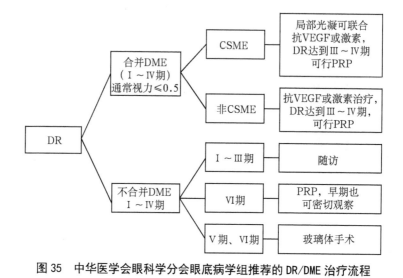

图 35　中华医学会眼科学分会眼底病学组推荐的 DR/DME 治疗流程

40. 糖尿病黄斑水肿治疗专家共识

2012 年由德国、法国、英国、意大利等 11 个欧洲国家的眼科学者参加的 DME 治疗研究达成了糖尿病黄斑水肿治疗专家共识（Eye advance online publication，13 January 2012）。

（1）一线药物：单用 Lucentis，或联合激光光凝，联合治疗可减少 Lucentis 用药次数。

（2）注射频率：每月一次直到视力稳定，连续 2 次随访视力仍稳定或达正常者，考虑 PRN，应用 OCT/VA 联合评估。

（3）建议用 RESTORE 试验结果：7 次 / 年（前半年 5 次，后半年 2 次）。

（4）连续 3 次注射视力不增加或变坏，为无反应，建议停止注射。

（5）双眼 DME 或合并 AMD，建议联合激光光凝。

（6）孕妇、哺乳期妇女不建议应用，合并脑血管病及动脉血栓者慎用。

41. 糖尿病黄斑水肿治疗专家共识建议的 DME 治疗流程

欧洲国家的眼科学者参加的 DME 治疗研究达成了糖尿病黄斑水肿治疗专家共识，结合 DME 的原则及建议，推荐的 DME 治疗流程（图 36）。

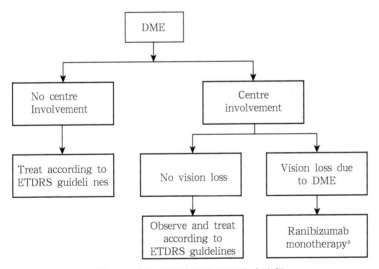

图 36　专家共识建议的 DME 治疗流程

42. 有临床意义的 DME 治疗流程建议

有临床意义的 DME 且累及黄斑中心凹者首选抗 VEGF 治

疗，每月一次，连续 6 次，OCT 检查黄斑水肿没有消退，没有黄斑牵引可选择局部或格栅光凝，如黄斑水肿仍然没有改善，加用曲安奈德玻璃体腔注射，每 4～6 个月一次，仍存在黄斑水肿者可选择玻璃体手术。如黄斑激光治疗后水肿好转，可将抗 VEGF治疗改为按需治疗。

2013 年发表在《临床眼科杂志》上的有临床意义的 DME 治疗流程（Stewart MW.Critical appraisal of ranibizumab in the treatment of diabetic macular edema. Clin Ophthalmol，2013，7：1257-1267.）（图 37）：

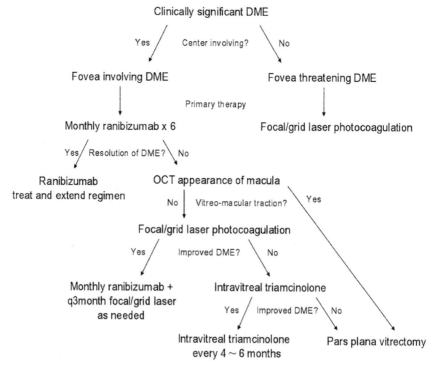

图 37 有临床意义的 DME 治疗流程

DME 治疗效果的不确定性及存在的主要问题

43. DME 治疗效果的不确定性与糖尿病控制情况密切相关

控制血糖是糖尿病患者一生的任务，大量的基础研究已经证实：高血糖对视网膜毛细血管内皮细胞和周细胞的损害是持续性的，同时可以伴有炎症细胞及炎症因子的参与，久而久之导致视网膜毛细血管瘤样扩张或闭塞。眼底荧光血管造影可见广泛的毛细血管非灌注区，这些大面积的非灌注在临床上是不可逆的，而造成这些后果的元凶正是高血糖，所以糖尿病患者血糖控制不良或血糖不稳定正是导致视网膜微血管病变及 DME 的主要原因。

临床上有些糖尿病患者患病 20 年甚至 30 年，血糖、血压、血脂控制很好，可以没有糖尿病视网膜病变或仅有轻度糖尿病视网膜血管病变；反之，有的患者仅有 5 年糖尿病史，糖尿病视网膜病变却已达重度或 PDR。由于血糖控制的不稳定性，造成糖尿病视网膜血管病变的反复出现，DME 的反复加重，即使对视网膜血管病变进行了全视网膜光凝，对黄斑病变进行了多次治疗，仍然不能够阻止黄斑水肿的复发，最终导致视力的严重损害。因此，良好的血糖控制是治疗糖尿病视网膜病变的前提。

良好的血糖控制可以显著地预防 DME 的发生（图 38）。

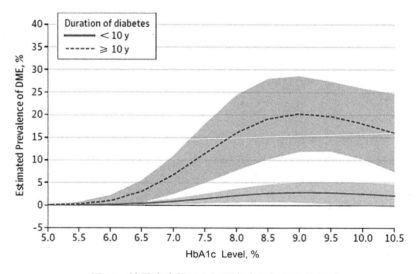

图 38　糖尿病病程及血红蛋白水平与 DME 的关系

*44.*DME 治疗相关的主要问题

DME 是一个既顽固又难于治愈的并发症，其治疗效果的不确定性与以下因素相关。

（1）遗传因素

1 型糖尿病由于发病早，发病年龄相对小，发生糖尿病视网膜病变后进展快，DME 相对严重，治疗效果也相对较差，目前真正的原因还不清楚，只是一种临床现象。

（2）全身状况

有多种并发症的糖尿病患者的 DME 更加难以控制，特别是糖尿病肾病、慢性肾衰竭患者，体内代谢产物及有毒物质无法及时排出，四肢及面部常发生凹陷性水肿，糖尿病视网膜病变及 DME 治疗后极易复发。

（3）初次就诊及干预时间

糖尿病患者应常规进行眼科相关检查，早期发现糖尿病视网膜病变，尤其是 DME，发现越早，及时应用药物或激光干预，可使视力下降的风险降低 70%。

（4）治疗措施的规范性及医师的决策

糖尿病患者一旦出现视网膜病变并发症，即应请眼底病专家进行相关的规范性治疗，如轻度、中度 NPDR 可选择药物治疗或密切随访，重度 NPDR 或 PDR 选择全视网膜光凝，有玻璃体积血或增殖性糖尿病视网膜病变者则选择微创玻璃体手术治疗。

（5）患者的依存性及健康常识

国内糖尿病患者对眼部并发症的概念相对薄弱，有的糖尿病患者多年从未检查过眼睛，因此需要普及健康常识，加强网络或科普教育。另外，有些患者对糖尿病视网膜病变的严重性认识不足，不按眼底病专家建议的随访时间就诊，依存性较差，随意就诊，大吃大喝的习惯不改，血糖控制极不理想，糖尿病视网膜病变及 DME 反复发作，久治不愈。

（6）患者对 DME 的了解程度及对医师的信任度

国内糖尿病患者对 DME 的严重性不了解，甚至一只眼睛失明仍未引起足够重视，双目失明才来找眼底病专家诊治，对早期医师建议的治疗措施（如激光、药物）不接受，对医师的治疗方案持怀疑态度，对医师缺乏信任感，以至于耽误了早期治疗的有利时机，造成了双目失明的严重后果。

（7）患者的经济状况

患者家庭经济状况好坏也是影响 DME 治疗的重要因素，目前抗 VEGF 药物是治疗 DME 最有效的一线药物，但该药物价格较高，且需每月注射一次，该药物目前未进入国家医保目录，一定程度上影响了某些 DME 患者的治疗。

45. 糖尿病并发症与 DME 的关系

（1）白内障

糖尿病患者常伴有老年性白内障或并发性白内障，常需要行白内障超声乳化摘除、人工晶体植入术，手术中对玻璃体的干扰或出现破囊等并发症时，术后常会发生黄斑水肿或 DME 加重，因此，糖尿病患者白内障术后矫正视力不理想时，要注意检查黄斑区，常常需要行 OCT 检查。

（2）慢性肾衰竭

糖尿病慢性肾衰竭是造成 DME 久治不愈的重要原因，虽然目前还没有循证医学研究证实二者之间的关系，但临床上治疗的严重的糖尿病肾病患者中，DME 治疗的效果及预后远远不及没有糖尿病肾病患者，糖尿病慢性肾衰竭患者的全身组织水肿及毒性代谢产物集聚可能也是造成 DME 的原因。

疑难病例分析

46. 病例 1：双眼糖尿病视网膜病变 IV 期，双眼 DME

患者马某某，女，56 岁；双眼视力下降 3 年余。

2 型糖尿病史 12 年，无家族史，胰岛素控制血糖，自述平时血糖稳定（未提供化验结果）。无高血压病史，2012 年行双眼 Phaco+IOL 植入术。

【实验室检查】血生化：肌酐 95.7μmol/L，尿素 10.79mol/L，尿酸 460μmol/L，B2 微球蛋白 3.2mg/L，三酰甘油 1.98mmol/L。血糖 6.12mmol/L，糖化血红蛋白 6.7%。尿蛋白四项：尿微量白蛋白 4.34mg/dl，尿转铁蛋白 0.211mg/dl，尿免疫球蛋白 G 1.36mg/dl。

【辅助检查】心电图：I 度房室传导阻滞。胸部 X 线片未见异常。TCD：右侧锁骨下动脉粥样硬化伴斑块形成。左眼视网膜中央动脉血流速度偏低。

【专科检查】视力：右眼0.05，左眼0.08。双眼人工晶体眼，眼底彩像：视盘界清，色淡，静脉略迂曲，各象限均可见点片状出血及大量微血管瘤，后极部及黄斑区可见大量黄白色软、硬性渗出（图39、图40）。双眼眼压正常。

【眼底荧光血管造影】双眼底各象限见大量非灌注区、毛细血管渗漏及强荧光点，局部见点片状出血遮挡荧光，晚期黄斑区荧光渗漏（图41、图42）。

【OCT检查】双眼黄斑区高度水肿，右眼更重，并伴有神经上皮脱离及囊样水肿；左眼除囊样水肿外还伴有中心凹下色素上皮脱离（图43、图44）。

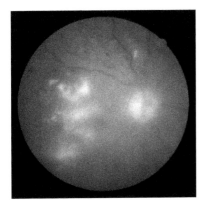 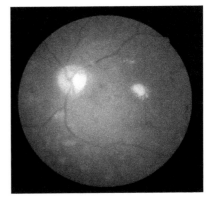

图39 右眼底彩像（视力0.05）　　图40 左眼底彩像（视力0.08）
（彩图见彩插19）　　　　　　（彩图见彩插20）

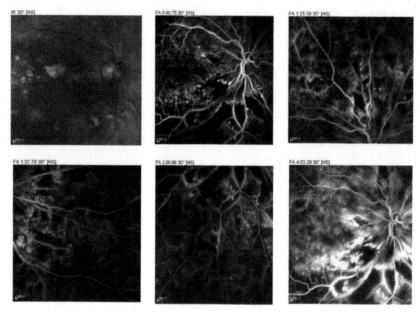

图 41　右眼底荧光血管造影图像

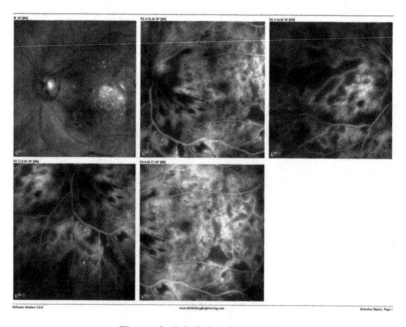

图 42　左眼底荧光血管造影图像

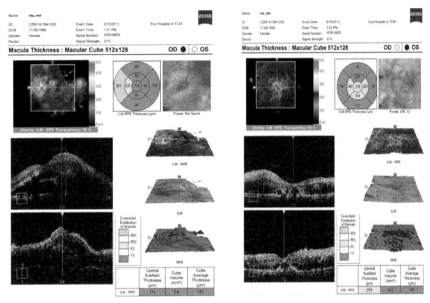

图 43 右眼 OCT 图像（彩图见彩插 21） 　图 44 左眼 OCT 图像（彩图见彩插 22）

【治疗经过】2013 年 8 月行双眼玻璃体腔注射雷珠单抗 0.5mg。注药 10 天后行双眼标准的 PRP 激光光凝治疗。注药后 1 个月，OCT 检查右眼黄斑水肿明显消退（图 45），视力提高至 0.12，注药后 3 个月黄斑水肿复发（图 46）。于 2013 年 11 月行右眼第 2 次玻璃体腔注射雷珠单抗 0.5mg，10 天后补充黄斑激光光凝。黄斑水肿逐渐消退（图 47～图 52），随访 3.5 年，视力恢复至 0.25。

左眼行一次玻璃体腔注射雷珠单抗 0.5mg 后，黄斑水肿逐渐消退（图 53～图 58），视力提高至 0.4。

双眼注药后 2 年、4 年眼底彩图（图 59～图 62）。注药后 4 年眼底荧光血管造影（图 63）。

需要说明的是该患者玻璃体腔注药后一直坚持口服益气养阴、活血化瘀的中药（黄芪 30g，女贞子 10g，益母草 10g，黄连 6g，肉桂 2g，密蒙花 10g，三七粉 3g，车前子 10g，茯苓 20g，皂角刺 10g，桂枝 10g）。连续服用 3 个月。

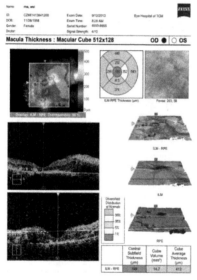

图 45　右眼第 1 次注药后 1 个月 OCT 图像
（彩图见彩插 23）

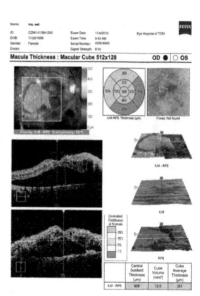

图 46　右眼第 1 次注药后 3 个月 OCT 图像
（彩图见彩插 24）

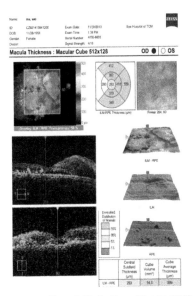

图 47　右眼第 2 次注药后 10 天 OCT 图像
（彩图见彩插 25）

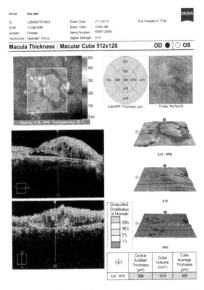

图 48　右眼第 2 次注药后 3 个月 OCT 图像
（彩图见彩插 26）

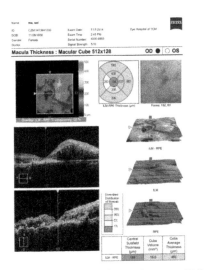

图 49　右眼第 2 次注药后 8 个月 OCT 图像
（彩图见彩插 27）

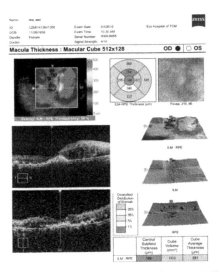

图 50　右眼第 2 次注药后 15 个月 OCT 图像
（彩图见彩插 28）

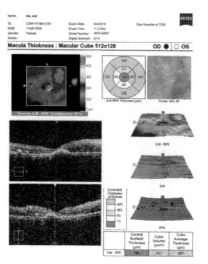

图 51　右眼第 2 次注药后 21 个月 OCT 图像（彩图见彩插 29）

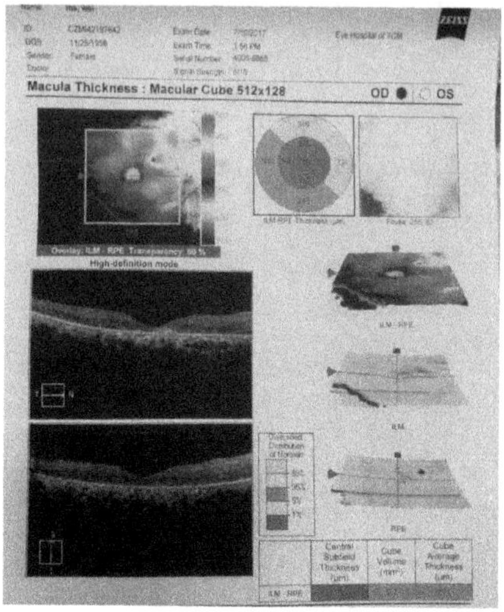

图 52　右眼第 2 次注药后 3 年半 OCT 图像（彩图见彩插 30）

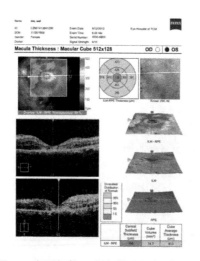

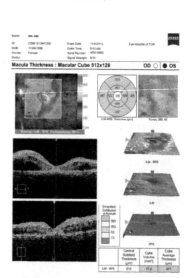

图 53　左眼行第 1 次注药后 1 个月 OCT 图像（彩图见彩插 31）

图 54　左眼行第 1 次注药后 3 个月 OCT 图像（彩插见彩图 32）

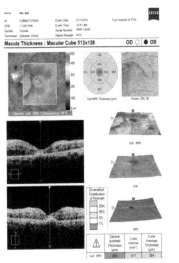

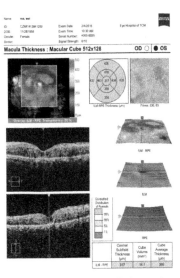

图 55 左眼行第 1 次注药后 6 个月 OCT 图像 （彩图见彩插 33）　　图 56 左眼行第 1 次注药后 1 年 OCT 图像 （彩图见彩插 34）

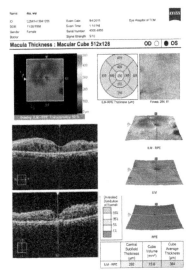

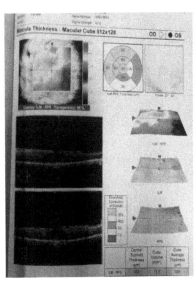

图 57 左眼行第 1 次注药后 2 年 OCT 图像 （彩图见彩插 35）　　图 58 左眼行第 1 次注药后 4 年 OCT 图像 （彩图见彩插 36）

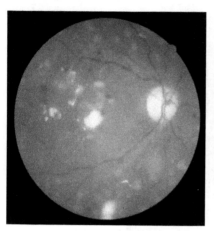 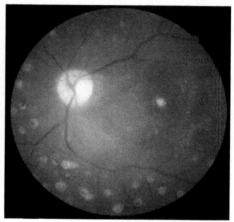

图 59　右眼注药后 2 年眼底图像　　　　　图 60　左眼注药后 2 年眼底图像
（彩图见彩插 37）　　　　　　　　　　　（彩图见彩插 38）

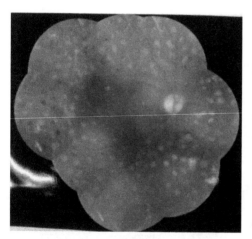 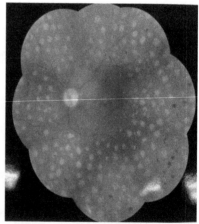

图 61　右眼注药后 4 年眼底图像　　　　　图 62　左眼注药后 4 年眼底图像
（彩图见彩插 39）　　　　　　　　　　　（彩图见彩插 40）

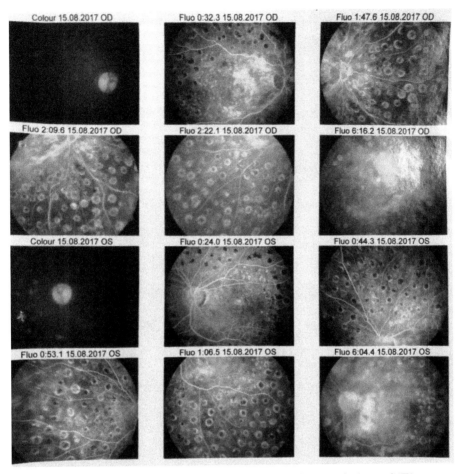

图 63　双眼注药后 4 年眼底荧光血管造影图像（黄斑区无水肿、无渗漏）
（彩图见彩插 41）

【病例分析】患者为中年女性，来医院初诊时即为双眼增殖性糖尿病视网膜病变，重度黄斑水肿，虽然在外院已行视网膜光凝术（未行黄斑光凝术），但仅进行了部分 PRP，患者并未引起重视，错误地认为"打了激光眼睛就治好了"，期间视力逐渐下降至近乎失明才来医院就诊，来院时双眼糖尿病视网膜病变已从非增殖期发展成增殖期，眼底荧光血管造影显示广泛的非灌注和毛细血管及新生血管渗漏，且伴有严重的黄斑水肿，OCT 显示双眼黄斑弥漫、囊样黄斑水肿伴神经上皮和色素上皮脱离。视力右眼 0.05，左眼 0.08。经双眼玻璃体腔内注射雷珠单抗 0.5mg（右眼 2 次，左眼 1 次），双眼补充标准的全视网膜光凝，右眼行黄斑光凝治疗，视网膜病变慢慢得以控制，黄斑水肿逐渐消退。

值得注意的是，经以上治疗 2 年后 OCT 均显示黄斑水肿好转，黄斑厚度已接近正常（图 51、图 57），但眼底彩像显示硬性渗出并没有完全消失（图 59、图 60），直到治疗后 4 年，黄斑区硬性渗出才逐渐吸收（图 61、图 62），眼底荧光血管造影显示黄斑区无水肿、无渗漏（图 63）。说明由于 DME 的长期性及复杂性，治疗上更需要持之以恒、不急不躁，常常需要打持久战。

另外，患者经过 4 年的不间断治疗，虽然没有遵循国际上流行的 DME 抗 VEGF 药物 3+PRN 治疗，或每月注射一次雷珠单抗直至黄斑水肿消退，但也及时进行了补充标准的 PRP 和黄斑光凝，后期主要辅助应用益气养阴、活血化瘀的中药（黄芪 30g，女贞子 10g，益母草 10g，黄连 6g，肉桂 2g，密蒙花 10g，三七粉 3g，车前子 10g，茯苓 20g，皂角刺 10g，桂枝 10g）治疗，每疗程 3 个月，对黄斑区硬性渗出的吸收可能有促进作用，对视网膜功能恢复及黄斑水肿的进一步消退可能有帮助，客观上减少了雷珠单抗眼内注射的次数，获得了较好的效果。尽管视力提高并不十分理想，但目前双眼视网膜及黄斑情况相对稳定，目前仍在随访中。

另外，在医院治疗期间，患者血压、血脂、血糖控制较平稳，按时复诊，依从性较好，一直坚持服用中药，这对于视功能改善可能具有一定益处。

47. 病例 2：双眼糖尿病视网膜病变（右眼 V 期，左眼 IV 期），双眼糖尿病黄斑水肿

患者陶某，女，51 岁，右眼突然视力丧失 1 周，左眼视力逐渐下降 1 个月。

2 型糖尿病史 10 年余，无家族史，平时血糖控制差。无高血压及高血脂家族史。

【实验室检查】血糖 12.9mmol/L，糖化血红蛋白 11.5%，尿素 6.23mmol/L，肌酐 51.5μmol/L。尿常规：细菌计数 6658.5/μl，白细胞阳性，上皮细胞 ++。

【辅助检查】心电图及胸部 X 线片未见明显异常。

【专科检查】视力：右眼 0.02，左眼 0.6。右眼玻璃体积血性混浊，眼底彩像模糊，可见后极部网膜前浓厚出血，黄斑区被血遮挡（图 64）。左眼眼底彩像可见后极部点状出血，微血管瘤，黄斑少许渗出，双眼后极部均见不规则激光斑（图 65）。双眼眼压正常。

【眼底荧光血管造影】右眼后极部视网膜前大片出血遮挡荧光，各象限均见毛细血管非灌注区、新生血管芽及瘤样强荧光，并见激光斑（图 64）。左眼视网膜各象限除见广泛毛细血管非灌注区外，还有多处瘤样荧光渗漏，并见新生血管芽及毛细血管渗漏，晚期黄斑区模糊强荧光（图 65）。

【OCT 检查】右眼黄斑区出血遮挡测不出，左眼黄斑轻度水肿，中心凹厚度 420μm（图 66）。

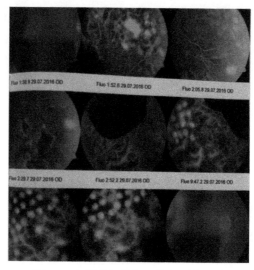

图 64　右眼眼底彩像及荧光血管造影
（彩图见彩插 42）

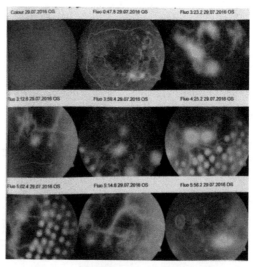

图 65　左眼眼底彩像及荧光血管造影
（彩图见彩插 43）

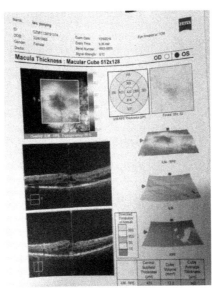

图 66　左眼黄斑轻度水肿，中心凹厚度 420μm（彩图见彩插 44）

【治疗经过】于 2016 年 8 月行"右眼 23G 微创玻璃体切割、增殖膜剥除、视网膜前血液吸出、补充全视网膜光凝、康柏西普注药术"。

左眼于 2016 年 9 月补充全视网膜光凝。完成 PRP 后 1 个月 OCT 检查：左眼黄斑中心凹厚度 420μm，右眼黄斑中心凹厚度 334μm（图 67）。视力：右眼 0.8，左眼 0.4。

2016 年 10 月 13 日行左眼球内注射康柏西普注射液 2.0mg。

左眼球内注药后 1 个月行 OCT 检查示，黄斑中心凹厚度由 420μm 降至 315μm（图 68）。视力：左眼 0.6。左眼球内注药后 2 个月、3 个月行 OCT 复查，黄斑水肿稳定，中心凹厚度保持在 315 ～ 328μm（图 69、图 70）。视力：左眼 0.6。左眼球内注药后 6 个月行 OCT 复查，黄斑水肿无复发（图 71），视力仍然维持在 0.6。

右眼玻璃体切除，球内注射康柏西普 1 次后黄斑水肿基本消退，术后 2 个月、6 个月复查 OCT，中心凹厚度保持在 325 ～ 329μm（图 72、图 73）。视力保持在 0.8。

2017 年 4 月复查（右眼治疗后 8 个月，左眼治疗后 6 个月），双眼眼底彩像显示，全视网膜光凝斑分布均匀，能量适中，视网膜拼图下未见新的出血及渗出，黄斑区状态稳定（图 74、图 75）。眼底荧光血管造影检查双眼可见密集的激光斑，未见新生血管及毛细血管渗漏，黄斑区水肿未见复发（右眼治疗后 5 个月，左眼治疗后 3 个月）（图 76、图 77）。

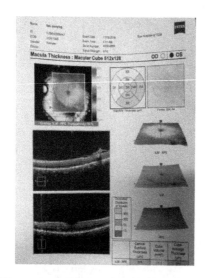

图 67 右眼玻璃体手术、眼内注药后 1 个月，黄斑中心凹厚度 334μm（彩图见彩插 45）

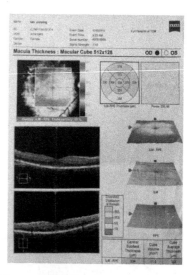

图 68 左眼注药后 1 个月，中心凹厚度 315μm（彩图见彩插 46）

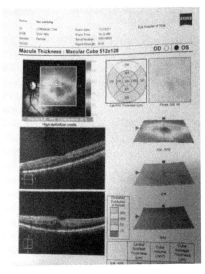

图 69　左眼注药后 2 个月

（彩图见彩插 47）

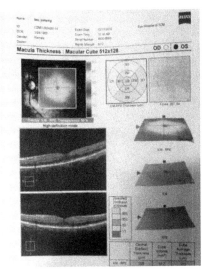

图 70　左眼注药后 3 个月

（彩图见彩插 48）

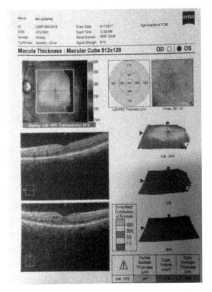

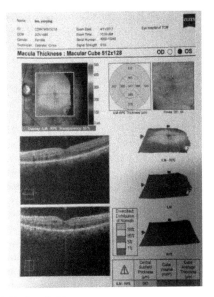

图 71　左眼注药后 6 个月

（彩图见彩插 49）

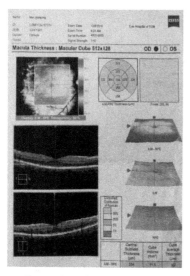

图 72　右眼玻切术后 2 个月
（彩图见彩插 50）

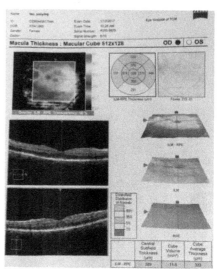

图 73　右眼玻切术后 6 个月
（彩图见彩插 51）

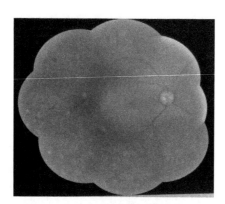

图 74　右眼治疗后 8 个月眼底彩像
（彩图见彩插 52）

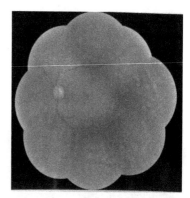

图 75　左眼治疗后 6 个月眼底彩像
（彩图见彩插 53）

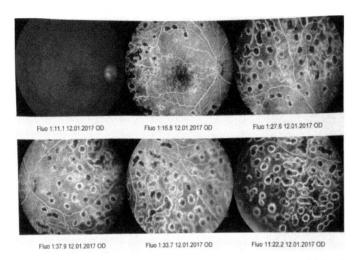

图 76　右眼治疗后 5 个月眼底荧光血管造影图像（彩图见彩插 54）

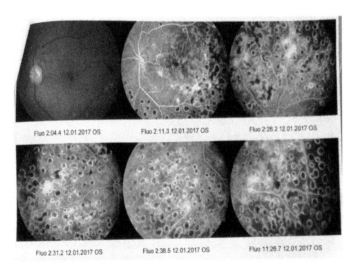

图 77　左眼治疗后 3 个月眼底荧光血管造影图像（彩图见彩插 55）

　　【病例分析】患者中年女性，初诊时右眼眼底可见新生血管增殖旺盛、玻璃体积血、视网膜前出血。及时行右眼玻璃体切除，术中彻底清除积血，去除增殖膜及新生血管，并补充 PRP，见黄斑有水肿同时行康柏西普 2mg 注射。术后 1 个月、2 个月、6 个月行 OCT 复查，术后 5 个月行眼底荧光血管造影检查，术后 8 个月行眼底彩像，均显示患者视网膜及黄斑情况一直较稳定，没有再次补充激光及进行黄斑光凝。视力由术前的 0.02 提高至 0.8（术后 8 个月结果）。

左眼补充 PRP 后一度出现黄斑水肿加重，中心凹厚度 420μm，视力由 0.6 降至 0.4。及时行康柏西普 2mg 眼内注射，注药后 1 个月、2 个月、3 个月、6 个月行 OCT 复查，黄斑水肿逐渐消退，中心凹厚度降至 315μm，注药后 3 个月行眼底荧光血管造影检查，注药后 6 个月行眼底彩像，显示视网膜及黄斑稳定，未见新的出血及新生血管，黄斑区也未见渗漏及水肿复发，视力稳定在 0.6。

该患者有 10 多年糖尿病史，术前空腹血糖及糖化血红蛋白均控制欠佳，导致右眼玻璃体积血。来医院就诊后及时进行右眼玻璃体手术，双眼一次康柏西普注射，双眼同时补充规范的、足量的 PRP，使眼底情况得以逐渐稳定，黄斑水肿慢慢消退。治疗效果较好的原因除及时手术和在黄斑水肿较轻时治疗外，还与规范的操作和及时补充 PRP、消除广泛的视网膜非灌注区有关，同时患者在治疗期间密切配合医师，按时复诊，检查及时，血糖及糖化血红蛋白控制较好。后期观察期间一直坚持服用益气养阴、活血化瘀的中药 3 个月，可能对黄斑水肿的消退及眼底情况的稳定有益。

48. 病例 3：双眼糖尿病视网膜病变 IV 期，双眼糖尿病黄斑水肿

患者夏某，男，39 岁，双眼逐渐视力下降 2 年。2016 年6 月首诊于医院糖尿病眼病科。

2 型糖尿病史 10 余年，无家族史，目前使用胰岛素控制血糖，自诉平时饮食比较随意，血糖控制欠佳。

【实验室检查】糖化血红蛋白 10.2%，尿酸 488.8μmol/L，高于正常值，肌酐 136.1μmol/L，尿素 7.85mmol/L，尿微量蛋白 109mg/dl，尿免疫球蛋白 G5.65mg/dl，尿转铁蛋白 3.75mg/dl，A 微球蛋白 2.13mg/dl，均高于正常值，提示肾功能受损。

【辅助检查】心电图及胸部 X 线片未见异常。

【专科检查】视力：右眼 0.05，左眼 0.06。双眼底彩像可见视网膜散在分布小出血点，毛细血管瘤，软、硬性渗出，黄斑水肿，结构不清（图 78、图 79）。

【眼底荧光血管造影】显示双眼视网膜散在瘤样强荧光，点片状出血遮挡荧光，广泛毛细血管非灌注区及微血管异常，中晚期后极部弥漫荧光渗漏，黄斑区呈花瓣状荧光积存（图 80、图 81）。双眼眼压正常。

【OCT 检查】右眼黄斑区弥漫性神经上皮水肿伴有囊样变性，中心凹厚度 453μm（图 82），左眼黄斑区局限性黄斑水肿，中心凹厚度 385μm（图 83）。

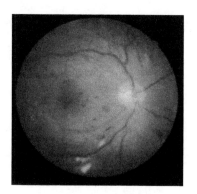

图 78 右眼治疗前眼底彩像
（彩图见彩插 56）

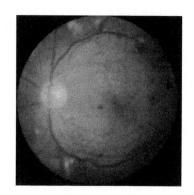

图 79 左眼治疗前眼底彩像
（彩图见彩插 57）

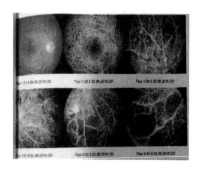

图 80 右眼治疗前眼底荧光血管造影图像
（彩图见彩插 58）

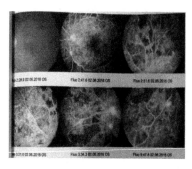

图 81 左眼治疗前眼底荧光血管造影图像
（彩图见彩插 59）

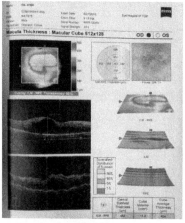

图 82 右眼治疗前 OCT 图像
（彩图见彩插 60）

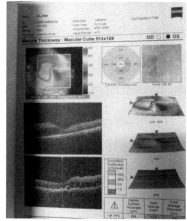

图 83 左眼治疗前 OCT 图像
（彩图见彩插 61）

【治疗经过】双眼全视网膜激光光凝（图84、图85）。2016年6月双眼玻璃体腔注射康柏西普2.0mg。术后1个月行OCT复查，双眼黄斑水肿基本消退，视力稍有提高。视力：右眼0.06，左眼0.12（图86、图87）。患者没有遵医嘱追加康柏西普注射，术后2个月主诉视力再次下降，OCT复查黄斑水肿复发，视力再次下降，左眼0.05（图88、图89）。术后3个月行眼底荧光血管造影复查：双眼视网膜周边部仍见毛细血管非灌注区，不规则荧光渗漏，黄斑区仍在水肿状态（图90、图91）。患者没有补充视网膜激光光凝，也没有及时补充抗VEGF药物治疗。2017年5月（第1次治疗后11个月）左眼第2次玻璃体腔注射康柏西普2.0mg。术后1个月OCT复查黄斑水肿再次消退（图92），视力提高至0.1，患者未及时追加康柏西普注射，术后2个月OCT显示黄斑水肿再次复发，中心凹水肿的厚度比治疗前更加严重（589μm），视力再次下降至0.05（图93）。

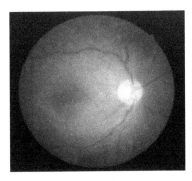

图84 右眼全视网膜光凝后彩图
（彩图见彩插62）

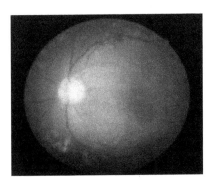

图85 左眼全视网膜光凝后彩图
（彩图见彩插63）

2017 年 9 月（第 1 次治疗后 15 个月），患者行 OCT 复查：右眼黄斑水肿同治疗前相比无大变化（图 94），视力：0.06。左眼黄斑水肿明显较治疗前加重，黄斑中心凹厚度 528μm（图 95）。视力：0.05。行双眼底荧光血管造影复查：视网膜周边部仍见大范围毛细血管非灌注区及荧光素渗漏。黄斑水肿依旧（图 96、图 97）。嘱患者补充激光光凝和规范的抗 VEGF 药物治疗，同时强调血糖、血脂及血压的控制，以及行改善肾功能的药物治疗。

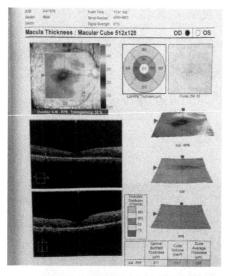

图 86　右眼注药后 1 个月 OCT 图像
（彩图见彩插 64）

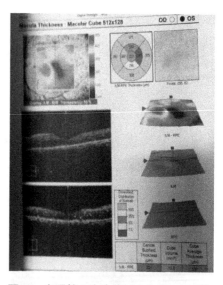

图 87　左眼第 1 次注药后 1 个月 OCT 图像
（彩图见彩插 65）

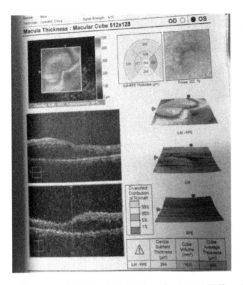

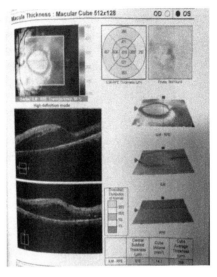

图88 左眼第1次注药后2个月OCT图像　图89 左眼第1次注药后3个月OCT图像
（彩图见彩插66）　　　　　　　　　　　　（彩图见彩插67）

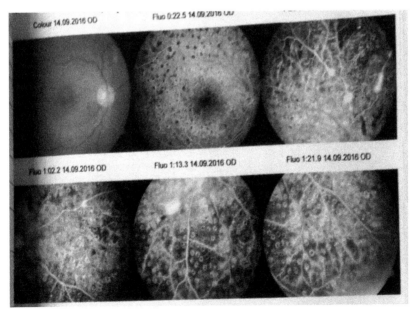

图90 右眼注药后3个月眼底荧光血管造影图像
（彩图见彩插68）

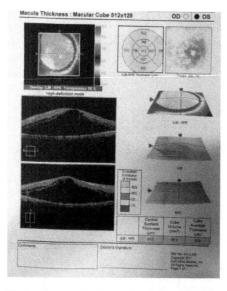

图 91　左眼第 1 次注药后 3 个月眼底荧光血管造影图像

（彩图见彩插 69）

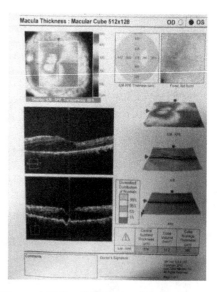

图 92　左眼第 2 次注药后 1 个月 OCT 图像　图 93　左眼第 2 次注药后 2 个月 OCT 图像

（彩图见彩插 70）　　　　　　　　　　　　（彩图见彩插 71）

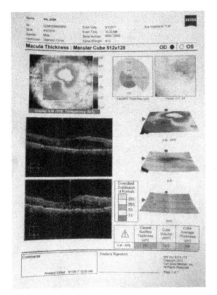

图94　右眼注药后15个月 OCT 图像
（彩图见彩插72）

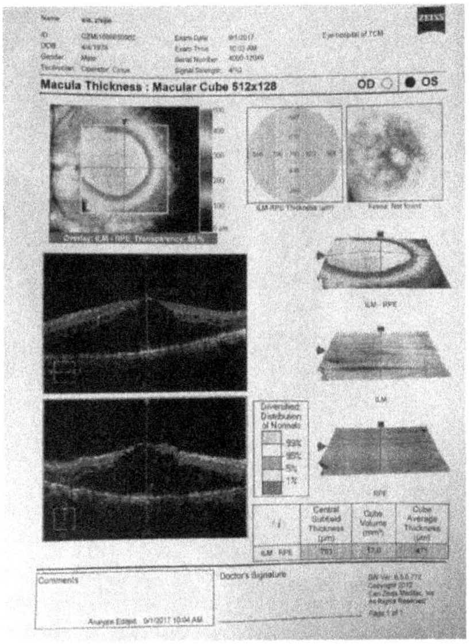

图95　左眼第1次注药后15个月 OCT 图像
（彩图见彩插73）

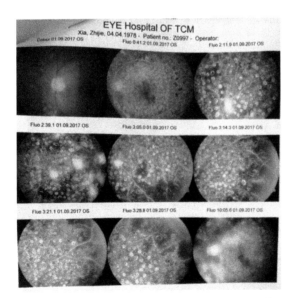

图96　左眼注药后15个月眼底荧光血管造影图像
（彩图见彩插74）

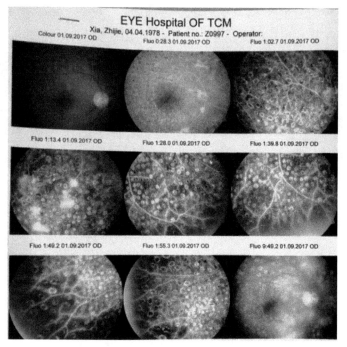

图97 右眼注药后15个月眼底荧光血管造影图像
（彩图见彩插75）

【病例分析】本患者为青年男性，糖尿病病史超过10年，双眼糖尿病视网膜病变 IV 期，双眼 DME。患者平时饮食比较随意，吃饭、喝酒没有节制，生活也无规律，血糖控制始终不能达标，造成视网膜血管和肾功能损害的严重并发症。虽经全视网膜激光光凝、眼内注射抗 VEGF 药物（康柏西普注射右眼1次，左眼2次），但黄斑水肿始终没有得到控制，视网膜微血管病变及毛细血管非灌注区仍然存在。分析其原因有以下几方面：

（1）治疗不规范，全视网膜光凝范围不够，周边视网膜非灌注区依然存在，导致微血管渗漏。

（2）术后 3 个月复查眼底荧光血管造影发现 PRP 激光量不足，不规则毛细血管荧光渗漏，没有及时补充光凝。

（3）双眼第 1 次眼内注射康柏西普后 1 个月黄斑水肿基本消退，视力稍有增加（图 86、图 87），这时应当抓住时机进行黄斑区格栅光凝或局部光凝，或进行第 2 次康柏西普注射，但患者没有及时治疗，导致第 1 次注药后 3 个月黄斑水肿复发（图 88、图 89）。

（4）第 1 次注药后 11 个月左眼又进行了第 2 次注射，但并没有起到预见的效果，反而使黄斑水肿进一步加重（图 93）。这是眼内注药不规范的结果。

（5）没有按照国际上通行的 DME3+PRN 或每月注射一次直到黄斑水肿消退的治疗指南进行规范的治疗。

（6）患者为年轻男性，没有考虑到病变与炎症的相关性，因此没有试行眼内注射糖皮质激素或联合其他药物治疗。

（7）没有抓住时机及时联合黄斑光凝治疗。

（8）患者依从性较差，没有按照医嘱按时复查，没有听从医师的建议进行必要的补充治疗，第 1 次注药后 11 个月左眼才进行第 2 次注药，右眼没有注药，直到 2017 年 9 月（第 1 次注药后 15 个月）再次来医院复查（图 94、图 95），黄斑水肿同治疗前无大差别。

（9）患者相对年轻，又未严格控制血糖，饮食随意，肾功能损害严重，进一步加重了眼病的发展，也可能是眼底病变治疗效果较差的一个原因。

【病例分析】从以上 3 个黄斑水肿病例治疗过程可以看出，由于中国国情特殊，国民对糖尿病及糖尿病并发症糖尿病视网膜病变及 DME 了解甚少，缺乏必要的科普知识，对糖尿病眼病的严重性更是认识不足，患糖尿病后数年或十多年都没有到眼科检查眼底的患者十分常见，双眼视力严重下降或双目失明后才到眼科就诊，导致本来全视网膜光凝（PRP）或黄斑激光治疗就能够治愈的视网膜微血管病变，由于耽误了治疗时机，有的必须进行玻璃体手术才能治疗。

另外，中国糖尿病患者对眼部并发症缺乏足够认识，检查不积极、不主动，对眼科医师的建议不重视，导致眼科检查和治疗随意性强、依从性差。不能够完全按照国际上通行的糖尿病视网膜病变和 DME 的治疗指南进行治疗。病例 1 和病例 2 虽然基本达到了治愈目的，但病例 1 的视力恢复并不理想，病例 2 由于发病早期即进行了有效治疗，视力恢复较好。病例 3 由于耽误了有效治疗时机，复查的依从性较差，视网膜病变及黄斑水肿最终没有得到控制，最后丧失了双眼视力，受到惨痛的教训。

【说明事项】治愈的病例 1 和病例 2 虽然没有进行规范的抗 VEGF 治疗（国际黄斑水肿治疗指南），但补充了规范的全视网膜激光光凝和黄斑光凝，同时辅以中药治疗，不可否认，这两项治疗对控制视网膜微血管病变及黄斑水肿消退以及促进视网膜黄斑功能的恢复方面起到了有益作用。

（病例由吴正正提供，张卯年整理及分析）

展望

49. 抗 VEGF 药物为 DME 治疗开辟了新途径

DME 传统治疗方法是局部或格栅光凝，始于 1985 年 ETDRS 的研究结果。2000 年糖皮质激素（曲安奈德）的出现为 DME 的治疗提供了新手段，2002 年后大量的循证医学研究及文献报道了玻璃体腔注射曲安奈德治疗 DME，2010 年后又出现了长效激素缓释剂（Iluvien，Ozurdex），目前糖皮质激素一般作为治疗 DME 的二线药物。自 2006 年抗 VEGF 药物雷珠单抗的问世，使眼底新生血管性疾病（AMD）的治疗有了里程碑式的进步，2012 年后，雷珠单抗又扩展应用于治疗各种黄斑水肿，包括 DME 的治疗，目前已有 5 年的三期临床研究结果，应该说抗 VEGF 药物的出现为 DME 治疗开辟了新途径。大量的循证医学研究结果及临床研究文献已经证实，抗 VEGF 药物对 DME 的治疗有良好的效果。目前，抗 VEGF 药物被眼底病专家及各国同行公认为是治疗 DME 的一线药物。

50. 黄斑激光光凝、糖皮质激素及抗 VEGF 药物联合应用是 DME 治疗的新趋势

历史上 DME 的治疗经历了三个阶段。

第一阶段，DME 的激光治疗。包括黄斑区局部光凝和格栅光凝，遵循的是 1985 年 ETDRS 研究的结论——激光治疗的原则和方法（激光治疗可以减缓视力丧失，在 CSME 中效果明确）。

第二阶段，DME 的激素治疗。2002 年曲安奈德问世，大量的 RCT 研究了玻璃体腔注射曲安奈德治疗 DME 的疗效和安全性，证实了曲安奈德治疗 DME 短期内视力效果优于激光治疗，目前为 DME 的二线治疗药物。

第三阶段，抗 VEGF 药物（雷珠单抗）治疗 DME。2012 年雷珠单抗应用于大型的 RCT 治疗 DME。至今已有 3 年和 5 年的研究结果，雷珠单抗应用不同模式治疗 DME 取得了可喜成果，也证实了其安全性和有效性，目前已成为 DME 的一线治疗药物（表 13）。

表 13 雷珠单抗 6 个 RCT 三期临床研究不同治疗 / 随访模式下的 DME 治疗

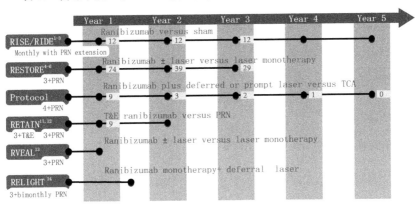

注：PRN：按需治疗，3+PRN：1 次 / 月雷珠单抗注射，连续 3 次，依次类推。

尽管激光、糖皮质激素和抗 VEGF 药物是当今治疗 DME 的三大法宝，临床上单独应用均证实对 DME 有较好疗效，但是对于顽固性或反复复发的 DME，单独应用某种方法治疗效果不及联合应用疗效好，临床上也有大量的 RCT 证实激素联合抗 VEGF 或联合激光治疗难治性 DME 可以获得更好的视力收益。因此，激光联合糖皮质激素，以及激光联合抗 VEGF 药物或三者联合是治疗难治性、顽固性 DME 的有效途径。

51. 期待新药物出现及中医中药在治疗 DME 上取得突破

当今治疗 DME 除激光光凝外，糖皮质激素有曲安奈德、Iluvien 和 Ozurdex；抗 VEGF 药物有单靶点药物雷珠单抗（Ranibizumab）、贝伐单抗（Bevacizumab），多靶点药物阿伯西普（Aflibercept）、康柏西普。尽管这些药物临床上已经证实了其有效性和安全性，但仍然不能说这些药物是治疗 DME 的理想药物或作用趋于完美，如这些药物的不良反应或有效作用时间（白内障、青光眼、作用时间短、需每月注射一次等）目前还不能满足临床要求。

由于糖尿病视网膜病变及 DME 发病机制复杂，受多种因素影响，治疗的艰难性、持久性显而易见。期待将来有更多新的药物出现，特别是祖国医学需挖掘中医中药优势，从"治未病"的观念辨证施治，早日攻克 DME 治疗难关。

参考文献

1. Brown DM，Nguyen QD，Marcus DM，et al. Long-term outcomes of ranibizumab therapy for diabetic macular edema：the 36-month results from two phase III trials：RISE and RIDE. Ophthalmology，2013，120（10）：2013-2022.

2. Nguyen QD，Brown DM，Marcus DM，et al. Ranibizumab for diabetic macular edema：results from 2 phase III randomized trials：RISE and RIDE. Ophthalmology，2012，119（4）：789-801.

3. Mitchell P，Bandello F，Schmidt-Erfurth U，et al. The RESTORE study：ranibizumab monotherapy or combined with laser versus laser monotherapy for diabetic macular edema. Ophthalmology，2011，118（4）：615-625.

4. Lang GE，Berta A，Eldem BM，et al. Two-year safety and efficacy of ranibizumab 0.5 mg in diabetic macular edema：interim analysis of the RESTORE extension study. Ophthalmology，2013，120（10）：2004-2012.

5. Schmidt-Erfurth U，Lang GE，Holz FG，et al. Three-year outcomes of individualized ranibizumab treatment in patients with diabetic macular edema：the

RESTORE extension study. Ophthalmology, 2014, 121 (5): 1045-1053.

6. Diabetic Retinopathy Clinical Research Network, Elman MJ, Aiello LP, et al.Randomized trial evaluating ranibizumab plus prompt or deferred laser or triamcinolone plus prompt laser for diabetic macular edema. Ophthalmology, 2010, 117 (6): 1064-1077.

7. Elman MJ, Bressler NM, Qin H, et al. Expanded 2-year follow-up of ranibizumab plus prompt or deferred laser or triamcinolone plus prompt laser for diabetic macular edema. Ophthalmology, 2011, 118 (4): 609-614.

8. Diabetic Retinopathy Clinical Research Network, Elman MJ, Qin H, et al. Intravitreal ranibizumab for diabetic macular edema with prompt versus deferred laser treatment: three-year randomized trial results. Ophthalmology, 2012, 119 (11): 2312-2318.

9. Elman MJ, Ayala A, Bressler NM, et al. Intravitreal Ranibizumab for diabetic macular edema with prompt versus deferred laser treatment: 5-year randomized trial results. Ophthalmology, 2015, 122 (2): 375-381.

附录：祖国医学对糖尿病黄斑水肿的认识及辨证施治

中医古代文献没有明确提出"糖尿病黄斑水肿"的病名，《秘传证治要诀·三消》谓："三消久之，精血既亏，或目无见，或手足偏废如风疾。"说明古人已认识到糖尿病日久可引发眼部病变。明代王肯堂所著《证治准绳·七窍门》所述"目内外别无证候，但自视昏渺，蒙昧不清""谓视直如曲，弓弦界尺之类，视之皆如钩"等描述，以及《审视瑶函》所载"视大为小"等证皆类似今日所述"黄斑水肿"的临床表现。故糖尿病黄斑水肿可对应于"视瞻昏渺""视直如曲"等范畴。

（1）病因病机

治病必求于本，中医学理论体系中，水肿主要是由于脾、肺、肾、三焦对水液的运化输布功能失常，造成机体水湿停聚而为病。同样，中医认为黄斑水肿是由于各种原因引起脏腑功能失调，导致津液运行和代谢障碍，以致水湿停聚，泛溢于眼底黄斑部位而形成，但糖尿病黄斑水肿的病变过程有其自身的特点。应与糖尿病的发生发展过程一起考虑。近年来，中医眼科医家结合经典与临床经验，对糖尿病黄斑水肿的病因病机有了一定的认识，主要有以下几种：

1）脾虚水停

《素问·至真要大论篇》："诸湿肿满，皆属于脾"。脾主运化水液，即脾对水液的吸收、转输和布散作用。《素问·金匮真言论篇》："中央黄色，入通于脾。"黄斑色黄属脾，若脾虚运化无力，气失固摄则津液溢于脉外，水湿停留于黄斑区则造成黄斑水肿，神光不能发越则视力下降。因此，对于糖尿病黄斑水肿，多认为与脾虚运化失职、水湿停聚有关。

2）痰瘀互结

"百病多由痰作祟"，久病多瘀，顽病多痰，痰瘀互结，相兼为患。水湿停滞于体内可表现为痰饮。糖尿病黄斑水肿可视为痰饮聚于眼底的一种特征性表现。糖尿病黄斑水肿多伴有黄斑区出血，此可视为离经之血，即瘀血。糖尿病视网膜病变日久痰瘀互结，目络瘀滞，黄斑区水肿日久不消，缠绵难愈。

3）气血阴阳亏虚

消渴病发病日久，耗气伤阴，机体阴阳失调，脏腑功能紊乱致气阴两虚，挟湿挟瘀，发为眼病，糖尿病视网膜病变的发生多在糖尿病发病数年之后逐渐发生发展，大多不存在阴虚燥热的表现，多已过渡到气阴两虚，并有潜在的阳虚症状出现，甚至继续发展为阴阳两虚。血行脉中，赖气之推动，气虚则血行迟缓，阴虚脉涩难行，血少脉络不充，阳虚生寒则脉络凝滞不畅，气化功能失常，津液停聚，化生水肿。

（2）治则治法

糖尿病黄斑水肿病程长，病情迁延，属虚实夹杂、复杂多变的眼底改变，中医治疗糖尿病黄斑水肿，注重全身辨证与眼局部辨证，辨病与辨证相结合。补虚泻实，标本兼顾。在益气、养血、温阳的同时，注重利水、化痰、祛瘀、消肿。

（3）辨证论治

1）脾虚水停证

证见视物昏花，视物变形，精神倦怠，四肢乏力，大便稀溏，舌淡，苔白，脉细无力。

治法：益气健脾，利水消肿。

方药：参苓白术散加减。

2）痰瘀互结证

证见视物模糊，眼前黑影飘动，或视物变形，形盛体胖，头身沉重，口唇或肢端紫暗，舌紫有瘀斑，苔厚腻，脉弦滑。

治法：化痰祛瘀，利水消肿。

方药：二陈汤合桃红四物汤加减。

3）气阴两虚，瘀阻目络证

证见视物模糊，视物变形，眼前黑花飘舞，神疲乏力，气短懒言，口干咽燥，五心烦热，自汗，口渴喜饮，心悸失眠，溲赤，便干或稀，舌紫暗，瘀斑，脉沉细无力。

治法：益气养阴，祛瘀通络利水。

方药：四君子合生脉散加减．

4）肝肾亏虚，目络瘀滞证

证见视物模糊，头晕耳鸣，腰膝酸软，肢体麻木，大便干结，舌暗红少苔，脉细涩。

治法：滋补肝肾，活血利水。

方药：明目地黄丸合五苓散加减。

5）阴阳两虚，血瘀痰凝证

证见视物模糊，五心烦热，失眠健忘，腰酸肢冷，手足凉麻，阳痿早泄，下肢浮肿，大便溏结交替，舌淡胖少津或瘀点，脉沉细无力。

治法：阴阳双补，活血利水。

方药：偏阴虚：左归丸合五苓散加减；偏阳虚：右归丸合五苓散加减。

（中国中医科学院眼科医院糖尿病眼病中心 吴正正提供）

出版者后记
Postscript

科学技术文献出版社自 1973 年成立即开始出版医学图书，40 余年来，医学图书的内容和出版形式都发生了很大变化，这些无一不与医学的发展和进步相关。《中国医学临床百家》从 2016 年策划至今，感谢 600 余位权威专家对每本书、每个细节的精雕细琢，现已出版作品近百种。2018 年，丛书全面展开学科总主编制，由各个学科权威专家指导本学科相关出版工作，我们以饱满的热情迎来了《中国医学临床百家》丛书各个分卷的诞生，也期待着《中国医学临床百家》丛书的出版工作更加科学与规范。

近几年，中国的临床医学有了很大的发展，在国际医学领域也开始崭露头角。以北京天坛医院牵头的 CHANCE 研究成果改写美国脑血管病二级预防指南为标志，中国一批临床专家的科研成果正在走向世界。但是，这些权威临床专家的科研成果多数首先发表在国外期刊上，之后才在国内期刊、会议中展现。如果出版专著，又为多人合著，专家个人的观点和成果精华被稀释。为改变这种零落的展现方式，作为科技部所属的唯一一家出版机构，我们有责任为中国的临床医生提供一个系统展示临床研究成果的舞台。为此，我们策划出版了这套高端医学专著——《中国医学临床百家》丛书。

"百家"既指临床各学科的权威专家，也取百家争鸣之义。

丛书中每一本书阐述一种疾病的最新研究成果及专家观点，按年度持续出版，强调医学知识的权威性和时效性，以期细致、连续、全面展示我国临床医学的发展历程。与其他医学专著相比，本丛书具有出版周期短、持续性强、主题突出、内容精练、阅读体验佳等特点。在图书出版的同时，同步通过万方数据库等互联网平台进入全国的医院，让各级临床医师和医学科研人员通过数据库检索到专家观点，并能迅速在临床实践中得以应用。

在与作者沟通过程中，他们对丛书出版的高度认可给了我们坚定的信心。北京协和医院邱贵兴院士说"这个项目是出版界的创新……项目持续开展下去，对促进中国临床学科的发展能起到很大作用"。中国人民解放军第二军医大学孙颖浩校长表示"我鼓励我国的泌尿外科医生把自己的创新成果和宝贵的经验传播给国内同行，我期待本丛书的出版"；北京大学第一医院霍勇教授认为"百家丛书很有意义"。我们感谢这么多临床专家积极参与本丛书的写作，他们在深夜里的奋笔，感动着我们，鼓舞着我们，这是对本丛书的巨大支持，也是对我们出版工作的肯定，我们由衷地感谢作者的支持与付出！

在传统媒体与新兴媒体相融合的今天，打造好这套在互联网时代出版与传播的高端医学专著，为临床科研成果的快速转化服务，为中国临床医学的创新及临床医师诊疗水平的提升服务，我们一直在努力！

科学技术文献出版社

2018 年春

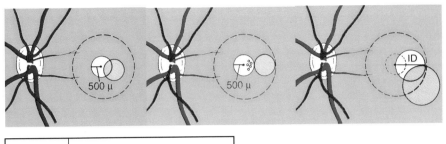

◯	水肿区
◯	坐标
∞	硬性渗出

彩插 1　有临床意义的 CSME 的示意（见正文 P017）

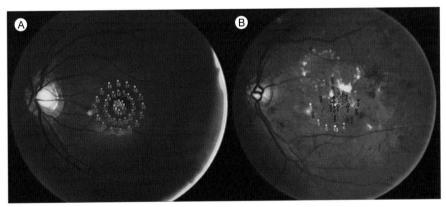

彩插 2　MP-1 型微视野仪拍摄的微视野图像（见正文 P030）

注：A. 正常人左眼底微视野；B. 糖尿病 DME 患者左眼底微视野（图像来源：沈胤忱 2014 年博士论文）。

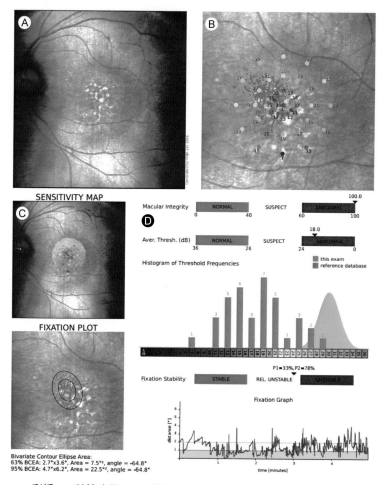

彩插3　科林公司maia微视野图像及相关信息（见正文P031）

注：A. SLO眼底图像；B. 各点光阈值；C. 光阈值地图；D. 黄斑完整性评估。

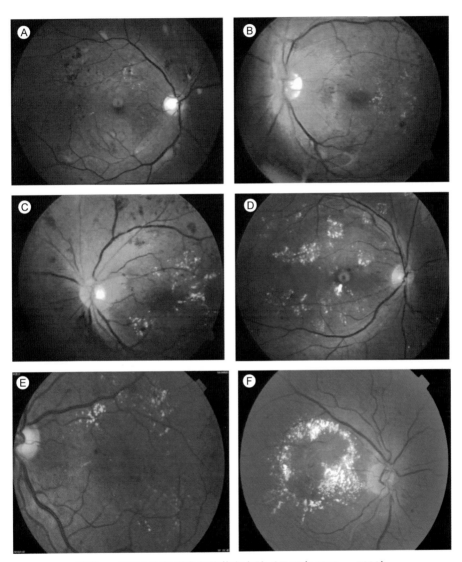

彩插 4　ETDRS 有临床意义的黄斑水肿（见正文 P032 ～ P033）

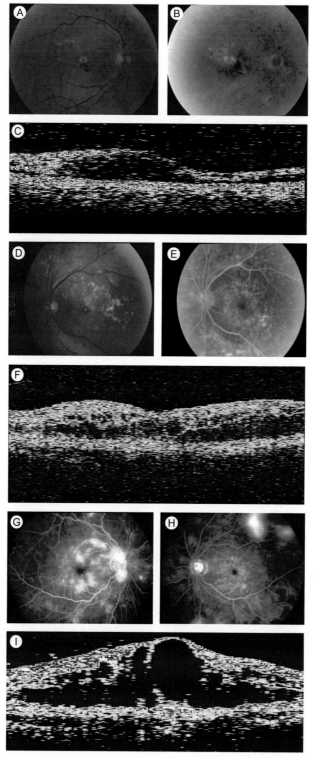

彩插 5　DME 在眼底荧光血管造影中的表现（见正文 P033 ～ P035）

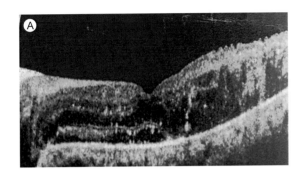

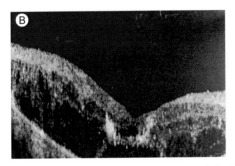

彩插 6　海绵样视网膜水肿（见正文 P037）

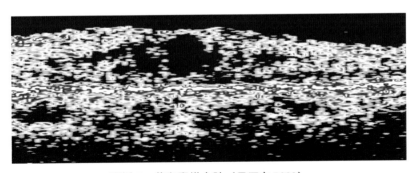

彩插 7　黄斑囊样水肿（见正文 P038）

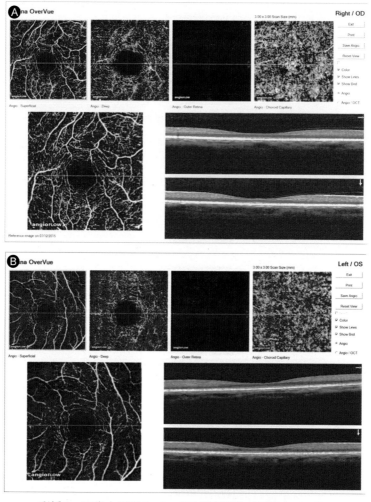

彩插 8　正常人双眼 Angio-OCT 黄斑图像（见正文 P040）

注：A. 右眼；B. 左眼。

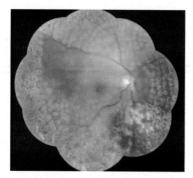

彩插 9　患者右眼糖尿病视网膜病变伴 DME
（见正文 P045）

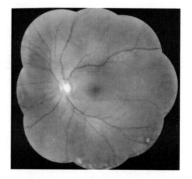

彩插 10　患者左眼正常眼底
（见正文 P045）

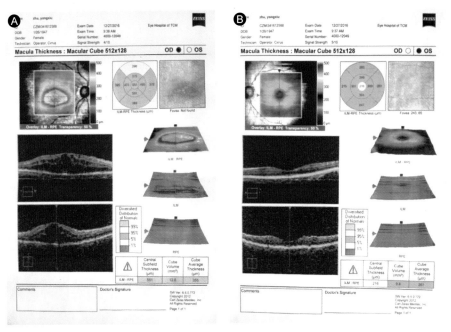

彩插 11　糖尿病患者 OCT 图像（见正文 P046）

注：A. 右眼；B. 左眼。

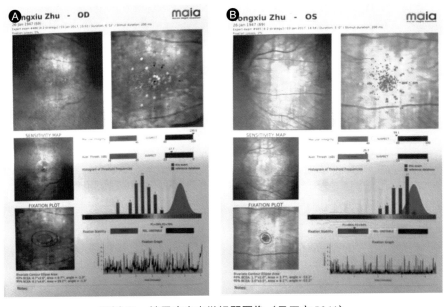

彩插 12　糖尿病患者微视野图像（见正文 P046）

注：A. 右眼；B. 左眼。

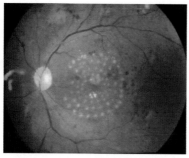

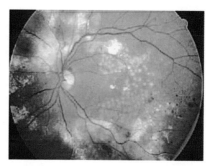

彩插 13　弥漫性黄斑水肿环形光凝
（见正文 P050）

彩插 14　弥漫性黄斑水肿 C 形光凝
（见正文 P050）

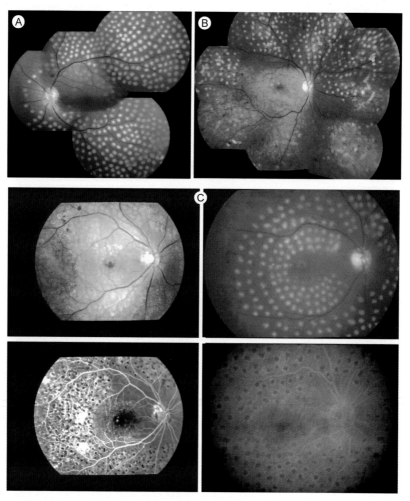

彩插 15　规范的 PRP 及黄斑激光治疗示意图（见正文 052）

注：A.左眼；B.右眼；C.右眼彩图及荧光血管造影。

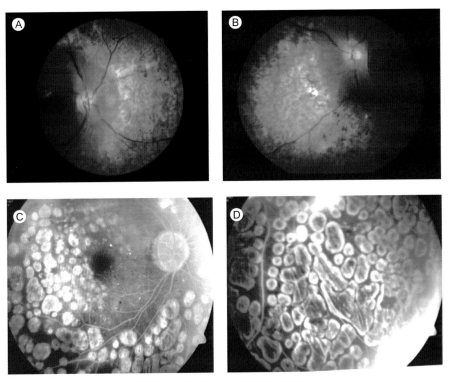

彩插 16　过度 PRP（见正文 P053）

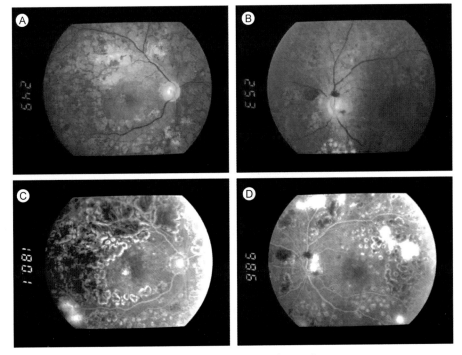

彩插 17　PRP 不足（见正文 P054）

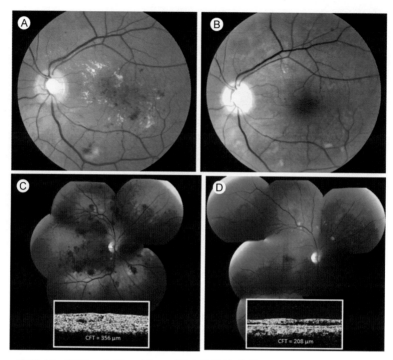

彩插 18　轻度、中度 DR 及 DME 雷珠单抗治疗前后对比（见正文 P057）

注：应用雷珠单抗治疗后视网膜出血及硬性渗出明显吸收。OCT 显示黄斑水肿减轻。
A，C：治疗前；B，D：治疗后。引自：① Domalpally A，Ip MS，Ehrlich JS. Effects of intravitreal ranibizumab on retinal hard exudate in diabetic macular edema: findings from the RIDE and RISE phase III clinical trials. Ophthalmology，2015，122（4）：779–786. ② Ip MS，Domalpally A，Sun JK，et al. Long–term effects of therapy with ranibizumab on diabetic retinopathy severity and baseline risk factors for worsening retinopathy. Ophthalmology，2015，122（2）：367–374.

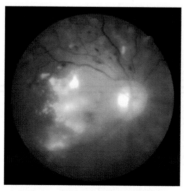

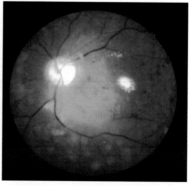

彩插 19　右眼底彩像，视力 0.05　　彩插 20　左眼底彩像，视力 0.08
　　　（见正文 P091）　　　　　　　　　　（见正文 P091）

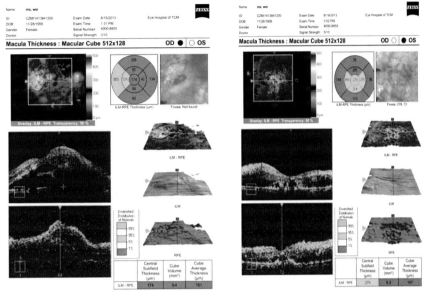

彩插 21　右眼 OCT 图像（见正文 P093）　　　彩插 22　左眼 OCT 图像（见正文 P093）

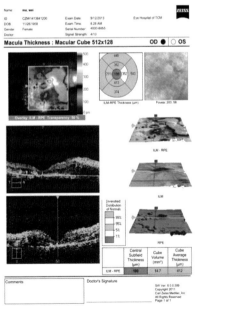
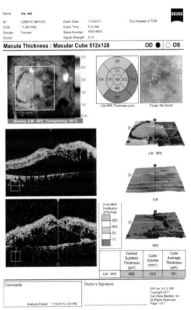

彩插 23　右眼第 1 次注药后 1 个月 OCT 图像　　　彩插 24　右眼第 1 次注药后 3 个月 OCT 图像
（见正文 P094）　　　　　　　　　　　　　（见正文 P094）

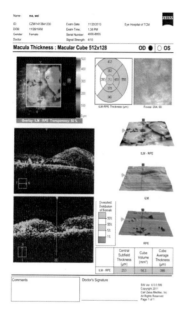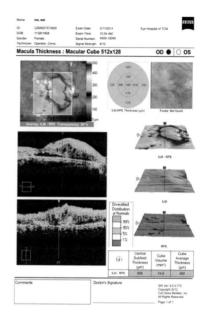

彩插 25　右眼第 2 次注药后 10 天 OCT 图像　　彩插 26　右眼第 2 次注药后 3 个月 OCT 图像

（见正文 P095）　　　　　　　　　　　　（见正文 P095）

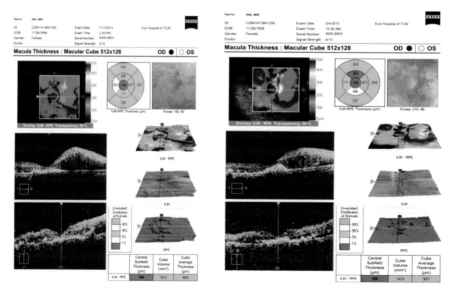

彩插 27　右眼第 2 次注药后 8 个月 OCT 图像　彩插 28　右眼第 2 次注药后 15 个月 OCT 图像

（见正文 P095）　　　　　　　　　　　　（见正文 P095）

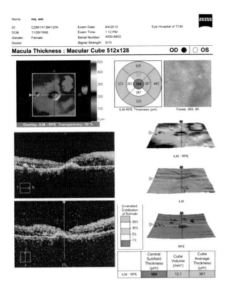

彩插 29　右眼第 2 次注药后 21 个月 OCT 图
像（见正文 P096）

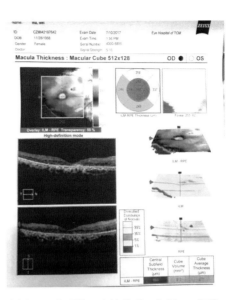

彩插 30　右眼第 2 次注药后 3 年半 OCT 图像
（见正文 P096）

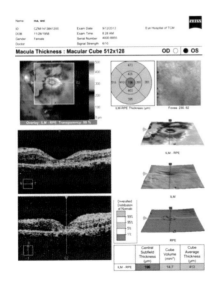

彩插 31　左眼行第 1 次注药后 1 个月
OCT 图像（见正文 P096）

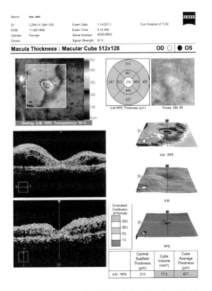

彩插 32　左眼行第 1 次注药后 3 个月
OCT 图像（见正文 P096）

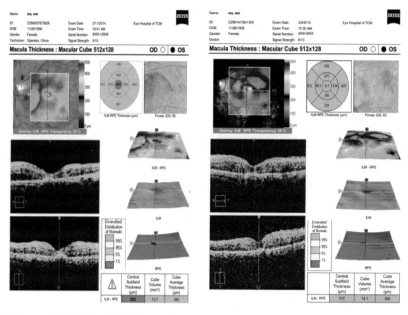

彩插 33　左眼行第 1 次注药后 6 个月
OCT 图像（见正文 P097）

彩插 34　左眼行第 1 次注药后 1 年 OCT
图像（见正文 P097）

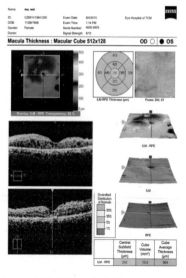

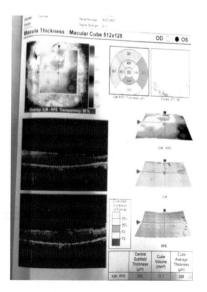

彩插 35　左眼行第 1 次注药后 2 年 OCT
图像（见正文 P097）

彩插 36　左眼行第 1 次注药后 4 年 OCT
图像（见正文 P097）

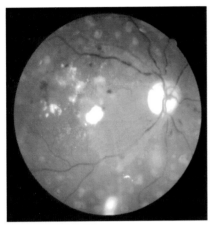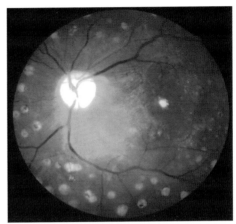

彩插 37　右眼注药后 2 年眼底图像
（见正文 P098）

彩插 38　左眼注药后 2 年眼底图像
（见正文 P098）

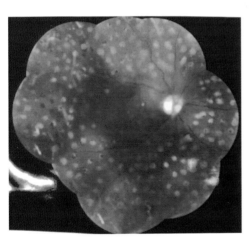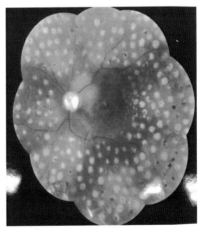

彩插 39　右眼注药后 4 年眼底图像
（见正文 P098）

彩插 40　左眼注药后 4 年眼底图像
（见正文 P098）

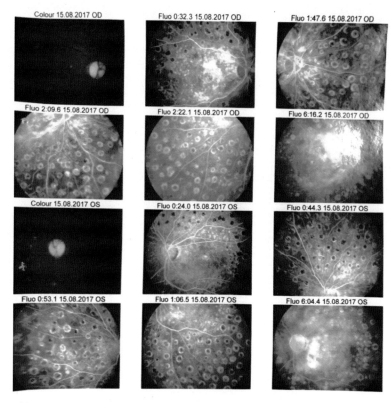

彩插 41　双眼注药后 4 年眼底荧光血管造影图像（黄斑区无水肿、无渗漏）
（见正文 P099）

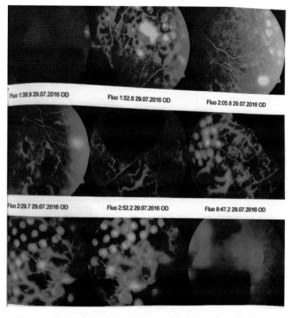

彩插 42　右眼眼底彩像及荧光血管造影（见正文 P102）

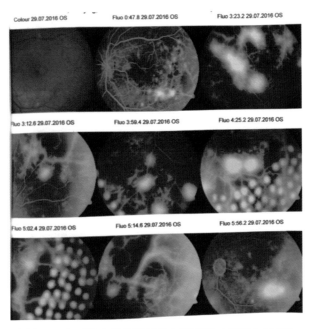

彩插 43　左眼眼底彩像及荧光血管造影（见正文 P102）

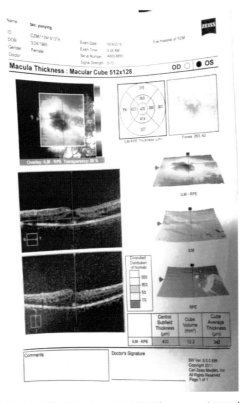

彩插 44　左眼黄斑轻度水肿，中心凹厚度 420μm（见正文 P103）

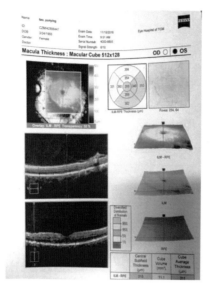

彩插 45　右眼玻璃体手术、眼内注药后
1 个月，黄斑中心凹厚度 334μm
（见正文 P104）

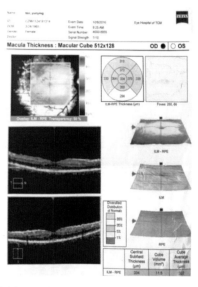

彩插 46　左眼注药后 1 个月，中心凹厚度
315μm（见正文 P104）

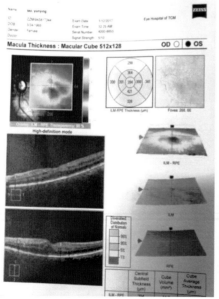

彩插 47　左眼注药后 2 个月
（见正文 P105）

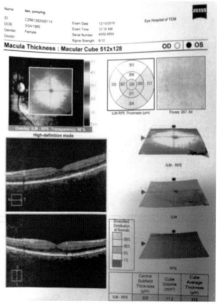

彩插 48　左眼注药后 3 个月
（见正文 P105）

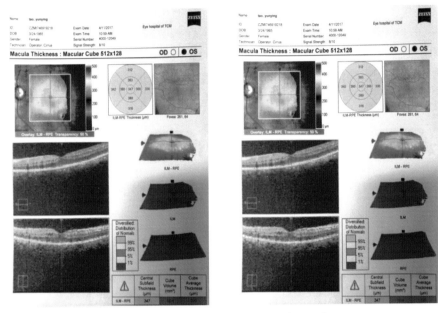

彩插 49　左眼注药后 6 个月（见正文 P105）

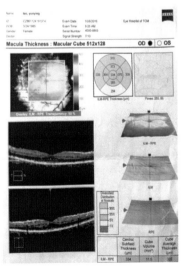

彩插 50　右眼玻切术后 2 个月
（见正文 P106）

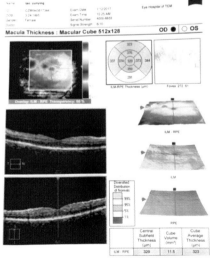

彩插 51　右眼玻切术后 6 个月
（见正文 P106）

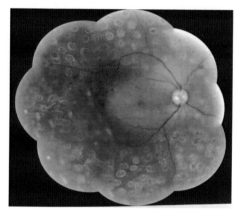

彩插 52　右眼治疗后 8 个月眼底彩像
（见正文 P106）

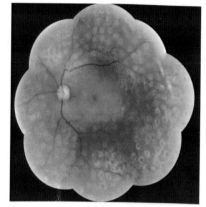

彩插 53　左眼治疗后 6 个月眼底彩像
（见正文 P106）

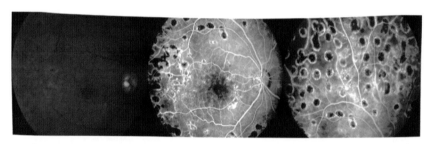

Fluo 1:11.1 12.01.2017 OD　　　Fluo 1:16.8 12.01.2017 OD　　　Fluo 1:27.6 12.01.2017 OD

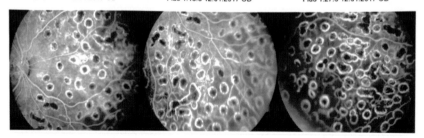

Fluo 1:37.9 12.01.2017 OD　　　Fluo 1:33.7 12.01.2017 OD　　　Fluo 11:22.2 12.01.2017 OD

彩插 54　右眼治疗后 5 个月眼底荧光血管造影图像（见正文 P107）

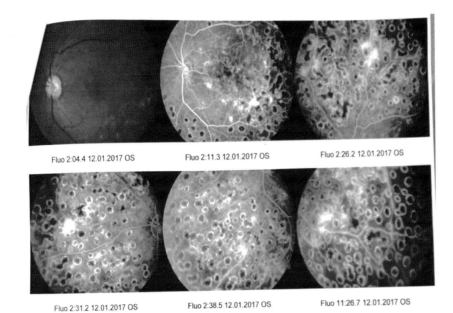

Fluo 2:04.4 12.01.2017 OS　　　　Fluo 2:11.3 12.01.2017 OS　　　　Fluo 2:26.2 12.01.2017 OS

Fluo 2:31.2 12.01.2017 OS　　　　Fluo 2:38.5 12.01.2017 OS　　　　Fluo 11:26.7 12.01.2017 OS

彩插 55　左眼治疗后 3 个月眼底荧光血管造影图像（见正文 P107）

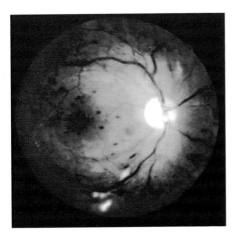

彩插 56　右眼治疗前眼底彩像
（见正文 P110）

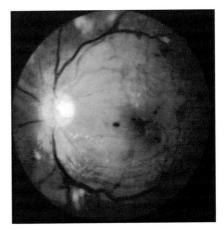

彩插 57　左眼治疗前眼底彩像
（见正文 P110）

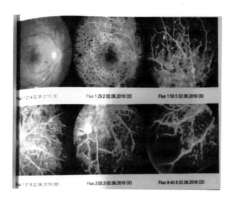

彩插 58　右眼治疗前眼底荧光血管造
影图像（见正文 P110）

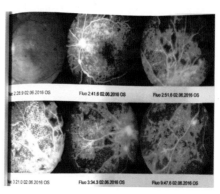

彩插 59　左眼治疗前眼底荧光血管造
影图像（见正文 P110）

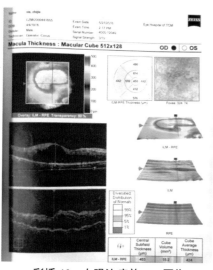

彩插 60　右眼治疗前 OCT 图像
（见正文 P110）

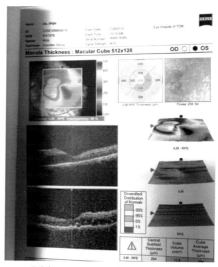

彩插 61　左眼治疗前 OCT 图像
（见正文 P110）

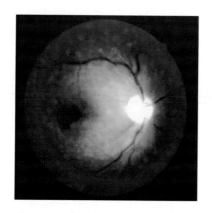

彩插 62　右眼全视网膜光凝后彩图
（见正文 P111）

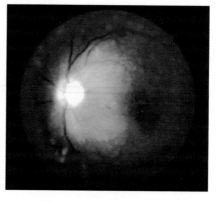

彩插 63　左眼全视网膜光凝后彩图
（见正文 P111）

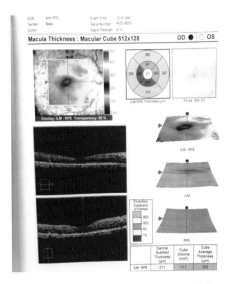

彩插 64　右眼注药后 1 个月 OCT 图像
（见正文 P112）

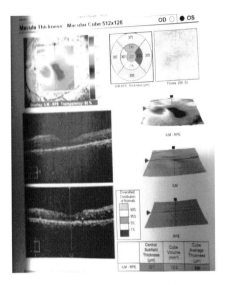

彩插 65　左眼第 1 次注药后 1 个月 OCT
图像（见正文 P112）

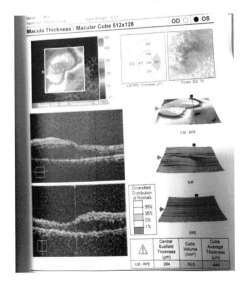

彩插 66　左眼第 1 次注药后 2 个月 OCT
图像（见正文 P113）

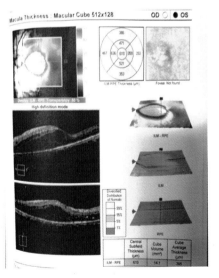

彩插 67　左眼第 1 次注药后 3 个月 OCT
图像（见正文 P113）

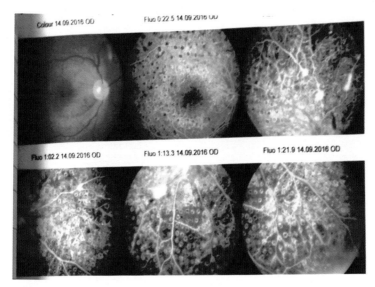

彩插 68　右眼注药后 3 个月眼底荧光血管造影图像（见正文 P113）

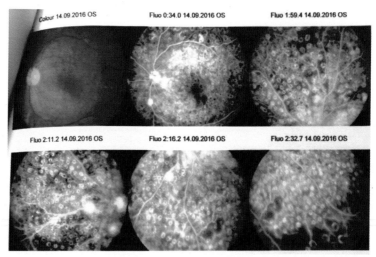

彩插 69　左眼第 1 次注药后 3 个月眼底荧光血管造影图像（见正文 P114）

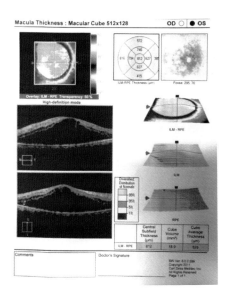

彩插 70　左眼第 2 次注药后 1 个月
OCT 图像（见正文 P114）

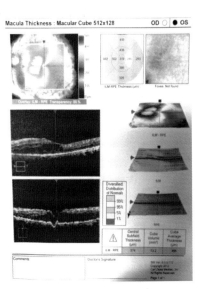

彩插 71　左眼第 2 次注药后 2 个月 OCT
图像（见正文 P114）

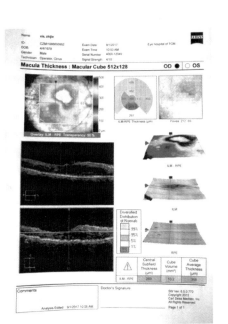

彩插 72　右眼注药后 15 个月 OCT 图像
（见正文 P115）

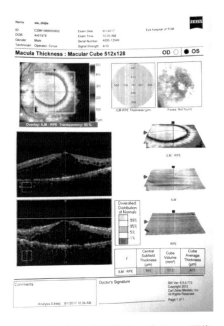

彩插 73　左眼第 1 次注药后 15 个月 OCT 图像
（见正文 P115）

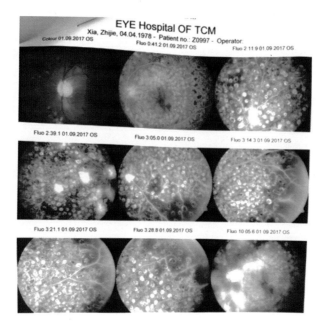

彩插 74　左眼注药后 15 个月眼底荧光血管造影图像
（见正文 P115）

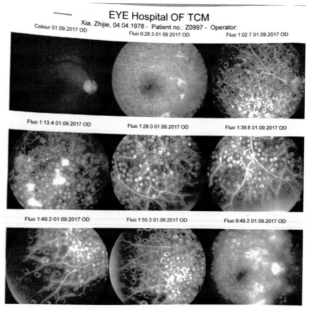

彩插 75　右眼注药后 15 个月眼底荧光血管造影图像
（见正文 P116）